一流の人はなぜそこまで、コンディションにこだわるのか？

上野啓樹
俣野成敏

日経ビジネス人文庫

文庫化にあたって

本書は、ビジネスパーソンがコンディションを上げることで疲労や体調不良から解放され、ビジネスシーンだけでなくプライベートでもハイパフォーマンスを発揮できる指南書になればと思い書いたものです。


ビジネスパーソンは自分が商品です。

不健康そうでいつも疲れているような人と健康で若々しくエネルギッシュな人がいたら、どちらから商品を買いますか？

自分が買う側になったときは後者を選ぶけど、自分が売る側になったときは自分自身の姿を見て見ぬふりをしている。

そうならないためにも、ご自身の商品価値を上げるのは必須ではないでしょうか？

仕事のミスは仕事で取り返せます。しかし、コンディション不良が原因で仕事を休んだり、パフォーマンスが低下したりすれば信用を失います。「彼に仕事を任せても、また風邪を引いて休むかも」そんなレッテルを貼られたら、取り返すのはかなり難しいと思います。

しかし、世のビジネスパーソンを見渡すと30歳を過ぎたら腹が出ているのは当たり前で、40歳過ぎたら疲れ切ったカラダにムチを打って気合と根性でビジネスをしている人ばかり……。

太っている方が体を害しやすいのはもちろんですが、痩せていてもコンディションが悪い人も多いものです。

昨今の筋トレブームで腹筋を割ったり、筋肉自慢をしたりする人も増えましたが、腹筋が割れていてもコンディションが良いかどうかは別物です。

それはトップアスリートでさえ風邪を引いたり、コンディション不良になったりしているのを見ればあきらかです。

どんなに優れたスキルがあっても、コンディションが悪かったらそのスキルを発揮できません。逆にいつもベストコンディションだったら、たとえスキルが低くても後から身につきます。

スキルアップのための勉強も必要ですが、まずはいつもベストコンディションにしておくことが大事ではないでしょうか？

おかげさまで、この文庫版のもとになった単行本の発行部数は7万部を超え、多くの読者さんから喜びの声をいただきました。

その一部をご紹介しますと、

「以前は朝起きるのがきつかったのですが、スッキリと目覚めるようになったし、日中、眠くなることがなくなりました。」

「集中力が上がり、これまでの倍とは言いませんが、仕事のスピードが各段に上がりました。」
「休みの日は昼まで寝ていることが多かったのですが、疲れにくくなったので休みの日が充実するようになりました。」
「なかなか痩せられなかったのですが本の通り実践したら2カ月で10キロ痩せました。」
「体が軽くなり、階段を昇っても息が切れなくなりました。」

他にもたくさん喜びの声をいただきましたが、こういう声をいただくのが著者として一番うれしいです。ありがとうございます！

コンディションが上がれば朝起きるのが楽になりますし、疲れにくくなります。

これは体の燃費が良くなったからです。燃費が良くなると無駄にお腹が空きませんし、たくさん食べなくてもよくなります。

では、10キロ痩せてもコンディションが上がるかというと、そうではないケースがほとんどです。ボクサーの減量を見れば分かると思いますが、減量後のボクサーはヘトヘトですからね。

世の中のダイエット方法もそうです。いかに痩せるか、とにかく体重が減ればいいという減量ダイエットなのです。

しかし、それではコンディションは上がりません。逆にコンディションが上がれば、自然と不要な体重や体脂肪は減ります。

もしダイエットをしたければ、やみくもに体重を減らそうとするのではなく、コンディションを上げる！　ということを重視すると良いですよ。

今回の文庫版オファーを受け、改めて本書を読み直しました。

単行本が出版された２０１４年当時から時代は大きく動いていますが、注意深く読み返してみても、５年前に発信した情報に手を加えるべきところがほとんどありませんでした。

これは本書に書いたことが、一過性のものではないからであり、本質は不変だということです。実際、僕自身はずっと本書と同じことを言い続けています。

最近やっと時代が本書に追い付いてきたかのように、酵素や腸の大切さをメディアが取り上げるようになりましたが、それでもまだまだ本質とは遠い気がします。

ぜひ、本書を読むだけでなく実践してみてください。失うものはありませんし、もしあるとしたら不要な体重、体脂肪や疲労です。

本書を読んでくださる方のコンディションが、少しでも上がることを願っています。

はじめに

この本は、「一度痩せたら、二度と太らない方法」について書かれた本です。

「そんなことはありえない」。

そう思った方にこそ、実は読んでいただきたい本でもあります。

それどころか、ダイエットはあくまでオマケであり、この本の本質は、カラダが求めている本来あるべき状態に戻すことです。

「カラダは資本」。

これは、ビジネスの世界ではよく使われる言葉です。

会議や商談、会食などの〝ここ一番〟は、いつやってくるかは予想がつきません。

コンディションを運に任せて常にムラがある状態で舞台に立っていると、好不調の波の影響で仕事のパフォーマンスが左右されてしまいます。

そうならないために、本書の極意をひと言でいうと……

まずは、体の「デトックス」をする。

それは、一気に、短期に、完璧に終わらせる。

これを正しい順番で行うと、二度と太らなくなり、一生、きれいな体で過ごせます。

そして、本書では、ダイエットプログラムの卒業生17113人（2019年11月現在）からそれなりの対価をいただいているプログラム内容を惜しげもなく公開しています。

本書の内容と同じプログラムを実践した多くの人から、毎日のように「人生が劇的に変わった」という報告のメールが届くのです。

あなたもこの、〝ビジネスマンの最終兵器〟を手に入れて、毎日キレッキレ状態のコンディションを手に入れてください。

俣野成敏

CONTENTS

第0章

気合いと根性だけでは、結果を出せない

第1章 コンディションと仕事の関係

第2章 新しいカラダに生まれ変わる

第3章 太りにくく疲れにくい1日の習慣

第4章 世の中の常識を疑え

第5章

ハイパフォーマーには、7つの特徴があった

編集協力：白石あづさ

第0章

気合いと根性だけでは、
結果を出せない

コンディション根性論

仕事はそこそこできるほうで、社内ではそれなりの地位も築き、部下にも慕われている。けれども、自分でも気づかないうちに身体が悲鳴をあげている。20代ではどんなに忙しくても平気だったのに、疲れが抜けなくてだるいんだよなあ……。30代、40代ともなれば、「仕事は問題ないのに、体調がいまひとつ悪くて」と悩みを抱える方は意外に多いのではないでしょうか？

あのときにあれだけがむしゃらに頑張ったからこそ、今の地位やスキルがあるわけです。当時は、健康管理なんて二の次。私、俣野は著書の中でも、「コンディションが悪いことを理由にするなんてプロではない」とバッサリ切り捨てたように、体調が悪いときでも、気合と根性で乗り切れる。コンディションが良いか悪いかなんて、その日の運みたいなものと考えていました。

ところが、２０１４年の春になって、そんな〝コンディション根性論〟を吹き飛ばす人物が突如、現れたのです。

コンディションが悪い時点でプロ失格!?

ある日、親しい知人から独自のダイエット法を教えている「ダイエットアカデミー」代表の男性を紹介されました。聞けば、教え子は1500人を超え、ミス・ユニバース・ジャパン福岡・長崎大会などの管理指導者なども務めているのだとか。

その男性こそ、この本の共著者である上野さんです。そのシュッとした風貌も印象に残りましたが、挨拶もそこそこに言われた言葉に仰天しました。

「俣野さん、あなたの著書『プロフェッショナルサラリーマン』を読みました。素晴らしい本ですが、ひとつだけクレームがあります」

「ムッ…… 上野さん、私の本のいったいどこが間違っているのでしょう?」

「俣野さんは、『コンディションが良かろうと悪かろうと結果を残せ、それがプロだ』というようなことを書かれていますよね?」

「そうですね、プロなら体調が悪くても、常に良いパフォーマンスをするのは

ません」

「いいえ、それは違います！ コンディションが悪いこと自体がプロではあり

当然です」

私の頭の中はそのときまで、「ビジネスマンの体調は運。悪いときは根性で乗り切る」くらいにしか思っていませんでしたから、驚きました。しかし、言われてみれば、プロであればあるほど体調管理は大事なことなのです。アメリカでは、「太った人＝自己管理ができない人」というレッテルを貼られてしまい出世の障害になりますし、日本でも、「太った人＝恰幅がいい」と持ち上げていた時代はもう終わりを告げています。

ビジネスマンの健康管理、つまりコンディショニングに目を向けていなかった自分に、悔しさと同時に恥ずかしさも湧いてきました。言い訳をすれば、『プロフェッショナルサラリーマン』を執筆した当時はまだ30代でしたし、確かに、〝根性と気合い〟で乗り切れていたところもあります。とはいえ、最近

では、若いころのように無理もできません。「本当は気合いだけでは、どうにもならないこともあるよな」と薄々わかっていながら、コンディショニングには目を向けないようにしていた、という方が正しいかもしれません。

2カ月で10キロ痩せ、毎日が絶好調！

思いっきり本も自分も否定され、最初はちょっとショックでしたが、「よし、そこまで言うなら、上野さんのもとで学んでみよう」と、60日間、彼のレッスンを受けると、それがまた衝撃の連続。今までの常識を覆されるたびに疑心暗鬼にもなりましたが、一度信頼した人です。だまされたと思って取り組んでいるうちに、おもしろいように結果が出てくるのです。

上野さんの学校は、「ダイエットアカデミー」と銘打ってあります。しかし実際は、「ダイエット」「痩せる」というのはおまけのようなもので、それよりも「体のなかをきれいにする」「人間がもともと持っている感覚を目覚めさせる」「物事の本質を読む」といった、人間にとって一番重要なことを教わったような気がします。

単なるダイエットなら、自分でもできるかもしれません。しかし、常にいいコンディションになって、仕事のパフォーマンスも上がるとしたら……。それこそ、プロフェッショナルなら喉から手が出るほど欲しいものです。

驚くべきことに、たった2カ月で、今までムラのあったコンディションも朝から絶好調となり、すっきりと目覚められるようになりました。もうランチの後に眠くなったり、だるくなったりすることはありません。週に1～2回は、一日中寝ていないと身体がもたなかったのに、今は休みなく好きなだけ仕事に没頭できるようになりました。食中毒になっても、昔だったら何日も寝込んでいたところが、すぐに回復できるようになったのです。

結果として、体重も2カ月で10キロ落ち、内臓脂肪も20代の平均値となりました。無駄な脂肪が落ちて痩せることができ、見た目が変わったため、いろいろな人から「なんだか、前より若返りましたね！」とお褒めの言葉をかけていただき、自信につながったのも確かです。

ちょっとうさんくさく感じられるかもしれませんが、特別なトレーニングもなく、つらい食事制限もカロリー計算も、リバウンドもないのです。今までの習慣を置き換えるだけなので、コンディショニングのために新たな時間を取られることもほとんどありません。

ハイパフォーマンス＝コンディション×スキル＋運

「今日の調子」は決して「運」ではなく、日ごろの習慣の賜物です。実際に自分が体験し結果が出たとき、多くのビジネスマンにコンディショニングの真実を改めてお伝えしたいという気持ちになりました。

あらゆる分野のプロフェッショナルが、これを機に体質を改善し仕事や人生が飛躍的に向上するなら、これに優る喜びはありません。

さて、本書では第1章で、「コンディションと仕事の関係」として、コンディショニングがいったいどのように仕事に影響を与えるのかについて、第2章では、「新しいカラダに生まれ変わる」として、具体的にどのような方法で新しいカラダに変えていくのかについて、第3章では、「太りにくく疲れにくい1日の習慣」として、新しい習慣を1日に落とし込むための勘所について、第4章では、「世の中の常識を疑え」として、私たちが毒されているメディアのバイアス（偏見）の真実について、第5章では、「ハイパフォーマーには、7つの特徴があった」として、あなたがさらに今より一段上の高みを目指すためのハイパフォーマーのマインドについて見ていきます。

それでは、これからいよいよ本編が始まります。

第 **1** 章

コンディションと仕事の関係

1 パフォーマンスの原点は、カラダのコンディショニングから

今までは、スキルをいかに上げるか、それが仕事の上で重要とされてきました。しかし、いくら仕事ができても、コンディションが悪ければ結果は残せません。

この章では、どんな状態がハイパフォーマンスモードに入りやすいのか、その状態に持っていくために重要なコンディショニングとは何かを考えていきます。

次の項目に該当が多い人は、コンディション不良警報です。あなたはいくつ当てはまりますか？

□頭　いつも重くぼんやり、眠くて仕方がない

□目　乾燥して目薬が手放せない
□鼻　年中、アレルギーで鼻をすすっている
□口　口臭がきつく、打ち合わせのとき気になってしまう
□顔　肌はガサガサで、吹き出物が多い
□髪　乾燥してパサパサ。枝毛が多い
□肩・腰　肩こりや腰痛がひどい
□足　午後になるとむくみ、冷たくなる
□腹（胃）　食べるとすぐ眠くなり胃もたれがする
□朝　起きるのがつらく頭が冴えるまでに時間がかかる
□夜　眠りが浅く、夜何度も起きてしまう

スキルがあっても、いつもコンディションが悪ければ意味がない

2 コンディションを整えることで一流になる

どんなにスキルがある人でも、その日のコンディションが悪ければ仕事ははかどりません。5段階評価でスキルが5点、コンディションが5点の人は、かけて25点。しかし、いくらスキルが5点でもコンディションが0点ならば、かけると0点になってしまいます。逆にスキルが2点でも、コンディションがいつも安定して5点ある人ならば10点。

日によってパフォーマンスにムラがある人と常に安定感のある人。あなたならどちらに仕事を頼みますか？ 素晴らしい企画書を書いたとしても、肝心のプレゼンのときに疲れていてパフォーマンスが悪かったら……と思うと、ちょっと心配ですよね。それなら、スキルの差は少しあるけれど、いつも安定したパフォーマンスをする人に仕事を頼みたい。

パフォーマンスが悪い人は、どうしてか機嫌に波がある人が多いのです。どこかしらカラダの調子が悪く、疲れがたまってイライラするのが理由かもしれませんが、これでは、まわりも腫れ物を触るようになってしまいます。才能があるのにいい仕事がまわってこない人は、ここに原因があるかもしれません。

スポーツ選手でもそうですよね。才能があり、センスのいい選手はたくさんいます。しかし、ここぞという試合で、コンディションが悪くて力を発揮できない選手は多いのです。反対に、技術的にはいまひとつでもコンディションに波がなく、常に安定していれば監督にとって使いやすいのです。

たまにホームランを打つけれど三振も多い人よりも、確実にヒットを飛ばせる人。そんな一貫して成果を出せる人に、会社は期待するのです。スキルと同じくらいコンディションについて、じっくり考える必要があります。

コンディションの悪い人にいい仕事はまわってこない

3 火曜日の朝も100％にできる人が勝つ

仕事のチャンスを摑むためにも、常に良いコンディションでいることがどんなに重要なことかは理解していただけたかと思います。しかし、月曜日はいいけれど、週の半ばになるとどうも疲れがたまり、仕事に集中できないという人がいます。それは毎日、翌日まで疲れを残してしまっているからです。

仮に、月曜日の朝を100パーセントのパフォーマンスだとします。そんな人でも、夕方までには70パーセント、疲れがたまる夜になると50パーセントになります。

でも、きちんとした食事をして、よく眠り、疲れが取れていれば、翌日火曜日には100パーセントに回復しているはずなのです。

疲れをどこか残したまま火曜日の朝を迎えた人は、月曜日よりカラダが重くなります。そうなると、火曜日の朝のパフォーマンスは70パーセントくらいから始まりますから、お昼に50パーセント、夜には30パーセントに。そして水曜日の朝は40パーセントに……。土日にゆっくり休めるまで、どんどんパフォーマンスが落ちてしまうのです。

ビジネスマンは毎日が試合。どんなに忙しくても、翌日まで疲れを残さないように心がけましょう。**そのためには、食事のとり方や睡眠の質を上げていく必要があります。**疲れを残さない具体的な1日の過ごし方は第3章でお伝えしていきますが、毎日、疲れをリセットして快適なライフスタイルを心がけてください。

翌日まで疲れを残さず、その日のうちにリセットする

4 あなたのカラダは半年前に食べた物でできている

疲れを翌日に残さず、常にベストコンディションでいられるのは、正しい生活習慣を身につけているからです。そうお伝えすると、たいていの人は「では、ジョギングすればいいの？」「毎日、野菜を食べればいいの？」と質問されますが、運動を始めたり野菜を多めに食べたりした1週間後に、劇的に変わることはないのです。

例えば、仕事の合間にお腹が空いて、コンビニで買ったおにぎりを1つ食べたとします。お腹がいっぱいになるとすぐにエネルギーになるような気がしますが、実際は、胃で消化するまでに5〜6時間、そのあと小腸で栄養を消化吸収するのに7〜9時間かかるのです。さらに、大腸で残りの水分や栄養素を25〜70時間かけて吸収し、その後、便として排出されます。ですから、食べて5

分後にエネルギーになるわけではありません。

おにぎり1個でも1日がかりです。私たちが目にする広告には、「これを食べたから、すぐに元気になる」といった即効性をうたう食品が溢れていますが、本当に効果があるのか疑わしいものです。

食べたものは数時間後にエネルギーに変わり、栄養を吸収した後、いらないものは排泄されますが、吸収された栄養素は自分のカラダに蓄積し続けます。新鮮なもの、良い栄養素なら健康的に、反対に添加物の入ったものばかり食べていては、良くないものが蓄積されていきます。

では、今食べた物が自分のカラダのコンディションとして表れるのは、いつになるのでしょうか。驚くことに、実は半年後です。たった1日くらいひどい食事をとっても変わりませんが、それを続けていたら必ず、半年後にカラダの不調として表れてきます。逆に考えれば、今の私たちのカラダは半年前に食べたものでできているので、体調の優れない人は半年前を思い返してみるのもいいでしょう。

自分の現在のコンディションやカラダをよく観察してみてください。お腹はポコっと膨れ、足はむくみ、肌はガサガサ。顔色は悪く、髪の毛にもツヤがありません。朝はなかなか起きられず、ランチをとると、とたんに眠くなり、便秘もずっと続いている……。太ったカラダや冴えないコンディションは、1日、2日でそうなったわけではありません。これまでの悪い習慣の積み重ね＝罪重ねなのです。

ハイパフォーマーになるためには、「今日、明日」ではなく、「半年後」を考えて食事をすることです。そう考えると、毎日、コンビニのおにぎりやファストフードの牛丼ばかり食べていられませんよね。

ハイパフォーマーは悪い習慣を罪重ねない

5 コンディショニングの目的は、本来の健康を取り戻すこと

今、コンディションが悪いという人がいたら、小さい頃からずっと悪かったのか考えてみてください。

「子供の頃はパッと起きられたのに、今は朝がつらい」、「高校生の頃は胃もたれなんてしたことなかったのに、今は……」という人もいるでしょう。

ほとんどの場合、これらは自分のカラダのことを考えず続けてきてしまった、悪い生活習慣からくるものです。それにもかかわらず、カラダの不調を年齢のせいにしていませんか？

コンディションを良くするというのは、もともと人間が持っているものを〝取り戻す〟ことなのです。生まれつきカラダが弱い人もいるかと思いますが、たいていの不調の原因は、長年の不摂生のためカラダが鈍化していて、外敵に

対するセンサーも弱っているからです。

私が「コンディションは運みたいなもの」と考えていた頃、生ガキにあたったことがあります。食べた2日後に嘔吐、下痢、そして発熱。とはいえ、嘔吐や下痢は、カラダがなんとかして悪いものを出そうと頑張っている時間です。ですから、それ自体は決して悪いことではないのですが、3日間は寝たきりで、苦しくて苦しくて仕事どころではありませんでした。

ところが、コンディションに気をつけるようになった今、生ガキを食べた数時間後には胃が感知してくれるようになりました。「ちょっとムカムカするな」と感じて、すぐに1回吐いただけでスッキリ。カラダのセンサーが敏感になって、胃を通過する前にカラダが異常に気がついたようです。以前のように寝込むこともなく、翌日には元気に仕事ができました。

これが、もっとセンサーの鈍い人だと、気がつくのがさらに遅く、嘔吐にすらならないことがあります。カラダが危険信号を出さず、胃も通過し、悪いものと知らず吸収してしまい、気がついたときには下痢と発熱で何日も苦しむことになるのです。

コンディションを良くするというのは、悪いものを素早くキャッチし、対処してくれるカラダのセンサーを敏感にすることでもあります。

コンディションが良ければ、風邪を引いたりすることはほとんどないはずです。もし風邪を引いてしまったときでも、すぐにカラダが感知し、回復も早い。それが、ハイパフォーマーだと言えます。

普段のコンディションが良ければ、回復も早い

6 空腹を恐れるな

みなさんが、「ハイパフォーマンスモード」に入るときは、いったいいつですか？「ハイパフォーマンスモード」というのは、「さあ、集中！」と仕事に取り掛かれば、まわりの声が入ってこないくらい仕事に没頭できる状態で、新しいアイデアも次々と湧いてきて、頭がぼんやりすることもなく、脳が高速回転していることをいいます。よくアスリートが、「ゾーンに入る」という言葉を使いますが、ビジネスマンも同じですね。

反対に、「朝からぼんやりして、だらっとパソコンをつけて、なんとなくメールを見ているうちにお昼になって、午後も眠いし、ハイパフォーマンスで仕事していることなんて、そうそうないよ。俺は仕事ができない男なんだ」という方、それはあなたのスキルの問題以前に、コンディションが悪いからです。

スキルを身につけるのも、ハイパフォーマンスモードならば集中力が違いますよね。

大事なことなので口を酸っぱくして言いますが、コンディショニングをするには、生活習慣の見直しが必要です。ですから、すぐに結果が出るわけではありません。けれども、すぐに実行でき結果が出ることがあります。

それは、「空腹状態で仕事をする」ということなのです。そんなことを言うと、「栄養が足りなくなるのでは？」、「脳にエネルギーがいかないのでは？」、「空腹でイライラするよ」と心配になる方もいるかもしれません。

しかし、その考えを覆すような実験が、以前、テレビの企画で行われていました。「いったいどんな状態が、一番記憶力が良くなるのか？」をテーマに、10人の学生がランチタイムに同じ食事を食べ、満腹の状態で単語を覚え、数分後に覚えているかどうかテストをしてもらうというものです。そして、空腹でも満腹でもない3時間後にもう一度。最後は、7時間後に腹ペコの状態で実験をしました。このとき、学生は水以外は口にしていません。

いったいどのタイミングが、一番頭が働いていたのでしょうか？　なんと、お腹がいっぱいで満足しているときよりも、胃が消化している真っ最中の3時間後よりも、7時間後の腹ペコ状態が、一番記憶力が良かったのです。

意外なことに、一番記憶力が悪かったのが、満腹でも空腹でもない3時間後。消化にエネルギーを取られていたからかもしれません。

なぜ空腹状態が一番良い状態なのでしょうか？　それは、空腹時にだけ活性化する遺伝子があるからです。その遺伝子こそが、いつもよりも頭を働かせ、集中させる力を持っているのです。

空腹時こそハイパフォーマンスモードに入りやすい

⑦ 空腹時に活躍する遺伝子とは？

空腹時に活性化する遺伝子とは、いったいどんなものなのでしょう？　その名は「サーチュイン遺伝子」。

どこかで聞いたことはありませんか？　長寿遺伝子、若返り遺伝子とも呼ばれているこの遺伝子、マサチューセッツ工科大学のレオナルド・ガレンテ博士のグループが、1999年に発見しました。

空腹の時間こそ、サーチュイン遺伝子が活発に動いているとしたら、その時間は、ビジネスマンにとってパフォーマンスが高い時間だといえます。怪我もこの時間に治りやすいですし、子どももこの時間につくりやすいといえます。

そして、脂肪が燃焼するのは空腹のときだけ。「食べることが健康の証」とされてきた現代では、空腹状態が悪いことのように思えてしまうのですが、長い長い人類の歴史の中で飽食の時代はこの数十年。縄文時代よりもっと前から、人類はずっと空腹や飢餓と戦ってきたのです。

ですから、目の前にステーキやケーキがあれば、脳は「ほら、おいしそうだよ！　早く食べないと」と指令を出します。飢餓になったときのために、カラダに栄養や脂肪を蓄える必要があるからです。栄養失調で病気になっていたのは、昔の話です。今の日本で普通に暮らしていて、飢餓になることはまずありません。

カラダからすれば食べる必要はないのに、脳だけが「食べなさい」と私たちをコントロールしようとするのです。一概には言えませんが、ガンや糖尿病、脳卒中など、今は、栄養を取り過ぎて生活習慣病から病気になる方が圧倒的です。

もうあと何十万年もこの飽食の時代が続けば、私たちの脳は、「食べちゃダメだよ。栄養の取り過ぎで病気になるよ」と指令を出すかもしれません。しかし、今はまだ脳が時代に追いついていないのです。ですから、「おいしそう！」

と感じたとき、自分の脳に「でも…… 今、このステーキやケーキが自分のカラダに必要なの？」と問いかけてみてください。

ある研究機関で、一方のサルには好きなものを自分の好きな時間に、好きなだけ食べさせ、もう一方のサルには、食べたい量の7割しか与えずに育てました。数年後、どうなったと思いますか？ 好きなものを好きなだけ食べさせてもらえたサルは、見る影もなくヨボヨボとなり、7割しか食べさせてもらえなかったサルは、毛もツヤツヤで若々しいままだったのです。つまり空腹状態が長い方が若々しく、コンディションも良いわけですから、当然パフォーマンスも高いのです。

肉やお菓子を見ると、「おいしいよ。今、食べておかないと」と脳の言うことに素直に従い、コンディションが悪いのにもかかわらず、手を出していませんか？ 5年後、10年後、カラダが悪くなったときに、「やり直したい」と思っても、それはできません。「あのときは若気の至りで……」なんて冗談は、カラダに通じないのです。

「食べなさい」と脳が勧めてきたら、「本当は今、必要ないよね」と、脳と対話すること。そして大事な時間は空腹でいること。一食くらい抜いても大丈夫。むしろ、食べないことで若返るのですから。

遺伝子がオンになれば、狩猟モードになります。現代人の多くは狩猟をしませんが、ビジネスも狩猟と同じです。空腹のときこそ、ハイパフォーマンスで仕事ができるのです。

最初は空腹状態に慣れないので、つらいかもしれません。けれども、「お腹が空いたな」と思ったら、こんなふうに考えてください。

この空腹が、脂肪を燃焼してくれている。
(脂肪が燃焼するのは、空腹のときしかないから)

この空腹が、老化を防ぎ、若さを保ってくれる。

（満腹だと消化にエネルギーを浪費して老けるから）

この空腹が、免疫力を上げて病気を防いでくれる。
（胃に何かが残っている間は、消化を優先するから）

この空腹が、病気や傷を治してくれる。
（満腹だと治す力にエネルギーを使えないから）

「空腹」を楽しめるようになってくれれば、しめたもの。あなたは、すでにハイパフォーマンスへの第一歩を踏み出しています。

コンディショニングは自分のカラダと会話をすることから始まる

8 栄養が足りている時代に、栄養学なんてナンセンス

栄養士さんは太っている方が多いと思いませんか？　もともと食べることが好きな人が多いのかもしれませんが、きちんと栄養を管理しているプロの栄養士さんが、なぜ太ってしまうのでしょう？

極論になってしまいますが、栄養学自体、絶対に正しいとはいえないのです。なぜなら、栄養学が「栄養が足りないので足していきましょう」を前提として考えられたものだからです。

もちろん、戦中・戦後、栄養が極端に不足していた時代は必要であったかもしれませんが、栄養が足りすぎて、それが原因で病気になってしまう現代において、さらに栄養をとる必要はありません。今の日本人に必要なのは、「栄養をもっと取る＝足す」のではなく「デトックスする＝引く」方なのです。

ちなみに、栄養士さんが作る代表作として給食がありますが、給食も間違いだらけです。かつて、ご飯とお味噌汁とおかずを順序よく食べる方法として「三角食べ」が推奨された時代がありましたが、汁や飲み物でご飯やおかずなど固形物を飲み込む形になってしまい、急激な血糖値の上昇を引き起こしてしまうことなどが問題視されています。

また、和食の日でも、なぜ牛乳が出るのか不思議ですよね。パンならまだしも、ご飯を食べながら牛乳を飲むという変な食べ合わせは、給食だけではないでしょうか？　食べ合わせが悪いと消化不良を起こしてしまいます。こんなメニューを押し付けられた子どもは、食事の時間が嫌になってしまうでしょう。これも、日本が栄養学やカロリー第一主義になってしまった結果です。

私（上野）は常々、「カロリー計算はするな」と指導しています。そもそもカロリーとは何でしょう？　摂取した食品のエネルギー、つまり車のエンジンのように「体内につぎ込んだ燃料」なのです。その燃料を数値化したものが、「カロリー計算」です。

つまり、カロリーはただの「熱量の単位」であり、ダイエットにも健康にも関係ないのです。ですから、いくらカロリー計算をしてもなかなか痩せられないのは、根本的な健康について考えていないからです。

ある日「ジムトレーナーの言うとおりにしているのに、痩せられない」と悩んで相談に来た女性がいました。彼女は、通っていたジムのトレーナーから、カロリー計算上1日1500キロカロリー以内にするように指導を受けたそうです。そこで彼女は、大好きなお菓子はどうしても止められないけれど、炭水化物、天ぷら、肉はほとんど取らず、野菜や納豆、豆腐、キノコ類を中心に献立を考えました。我慢の甲斐あって、最初の3キロはすぐに落ちたのですが、そこから停滞してなかなか前に進まなかったそうです。その結果、ジムでのトレーニングも続かずにリバウンドしてしまいました。

いくらカロリー計算をしても、その食べ物の質が悪かったり、食べ方が間違っていたら逆効果なのです。野菜やキノコ類は確かに良いのですが、やはりカラダに悪いお菓子を減らすか、質を変えない限りは、健康的に痩せることは難しいのです。

人間のカラダはカロリーでできているのではなく、食べた物の質から成り立っています。

健康的にダイエットしたいと思うのであれば、カロリー計算はいりません。代わりに食事を選ぶときは「これはカラダに良いものかな？」「これは今の自分に必要かな？」という選択をしてください。

新鮮で添加物が入っていない、消化に良いものを意識して毎日を過ごしているだけで、自然と選ぶものが変わり、無駄な脂肪が落ちていくことでしょう。

カロリー計算よりも質の良い物を食べる

9 1日30品目は大きな間違いだった

「1日30品目」が日本に広まったのは、いつからでしょうか？　調べてみると、1985年に厚生省（現厚生労働省）が作成した、「健康づくりのための食生活指針」で、「1日30食品を目標に」と提唱されたのが始まりです。

「一定の食品に偏らず、できるだけ多くの食品をまんべんなく食べることが大切である」との考えによるものです。それ以来、レストランのメニューには、「12種類の野菜を使った」などと表記されるようになりましたし、「これだけで20品目取るのと同じ」と宣伝する健康食品も多く見かけます。

提唱された当時は、インスタント食品やファストフードが爆発的に広まっていた時期で、栄養のバランスを心配した国が、国民にわかりやすく「30品目」とした事情もわからないではありません。しかし、2000年の「食生活指針」では、「1日30品目」の文字は消えています。新しい「食生活指針」の中では、「主食、主菜、副菜を基本に食事のバランスを」「多様な食品を組み合わせましょう」という表現に変わっています。「30」という数字にとらわれ、かえって食べ過ぎてしまう例が相次いだからです。

国がメディア等を使って世間に浸透させ、皆がせっせと上った途端にハシゴを外したようなものです。1日に30品目も食べたら必然的に過食になるくらいのことが想定できなかったのでしょうか？

そもそも1日30品目も必要なのでしょうか？ライオンやトラは肉しか食べませんが、筋骨隆々としたカラダをしています。野菜不足だからバランスが悪く、狩りができないということはないのです。ライオンに、「肉だけだとカラダに悪いから」と草を与えたところで食べません。逆にシマウマやキリンは草しか食べませんが、やはりムダのない美しい体型をしています。

その動物が何を食べているのか、それは歯を見ればわかります。草食動物であるシマウマやキリンは、草をすりつぶしやすい平たい歯を持ち、ライオンやトラなどの肉食動物は、肉を切り裂いたり、骨を噛み砕くのに適した尖った歯を持っているのです。そのような歯を持っているということは、それぞれ肉や野菜を消化しやすいカラダの機能を持っているといえます。

これら野生の動物に、肥満や痩せ過ぎの動物はいないのです。もちろん、病気や干ばつなどで食べられないときは、痩せ細ってしまうことはあります。けれども、よっぽどのことがない限り体型は変わらないままです。本能的に自分が何を食べたらいいのか、どのくらい食べたらいいのかをわかっているのです。

一方、雑食の人間はどうでしょう？ ひどく痩せた人もいれば、ひどく太った人もいて、個体差がずいぶんとあります。狩猟や農耕をしていた頃は、太り過ぎた人はほとんどいなかったのではないでしょうか？

動物と同じように、歯を見てみましょう。人間の歯は全部で32本あり、そのうち20本が臼歯です。これは穀物を食べる歯です。野菜を食べる8本が門歯、残り4本が魚や肉を食べる犬歯で構成されています。

つまり、歯の情報を見れば、人間は全体の9割を穀物と野菜、果物を食べればいいのであって、肉や魚は1割だけでいいといえます。30品目を目安にして、お菓子や油などのカロリーの高いもの、肉や魚を中心にしてしまっては、健康もなにもありません。シンプルでいいから、歯の形にあった食べ物を食べていくほうがカラダに合っているのです。

そう考えると、たくさんの食品を取るよりは、食品の数は少なくても、「野菜をメインに食べ、肉や魚は少々」と頭に入れておけばいいのです。

ただし、炭水化物は控え目に。腹持ちがいいため、人間が熱心に栽培するようになっただけであって、実は栄養は少ないのです。そもそも、炭水化物を食べる生き物は人間しかいません。

炭水化物を食べる生き物は人間だけ

10 「消化」を制すれば、仕事の能率が上がる

今までの話から、空腹時こそハイパフォーマンスモードになるという理由はおわかりいただけたかと思いますが、「あれもこれも食べてはいけない」と言っているわけではありません。

カロリー計算もせず、1日30品目を意識せず、肉も野菜も食べていいのです。それでは何を意識したらいいのでしょうか？　それは「消化」です。消化を制すれば、仕事の効率が格段に上がるといっても過言ではありません。

そうはいっても「何を食べるかは意識するけれど、あとはカラダが勝手にやってくれることでしょう？　消化のことなんて考えたことないよ」という方がほとんどだと思います。けれども、消化こそが、パフォーマンスと実に深い関係があるのです。

先の学生の実験でも明らかになっていましたが、空腹時や満腹時よりも、食べてから3時間後に一番記憶力が低下していましたね？ 満腹になった直後よりも、ランチをとって1、2時間後、急激に眠くなることはありませんか？ なぜ、そうなってしまうのでしょうか。

実は、人間のカラダにとって1日のうちで一番エネルギーを必要とするのが、通勤列車で立っていることでもなく、ジョギングでもなく、「消化」なのです。「そんなに消化にエネルギーを使うの？」と私も最初は疑問でした。一食分の消化なら、駅から自宅まで歩いて20分くらい？ それとも階段10階分を上がるくらい？

いいえ、一食分を消化しようと思ったら食事内容にもよりますがフルマラソンを自己ベストタイムで完走しても足りないくらい体力を使います。

そう考えると、食べ物を食べた分、そのエネルギーがほとんど消化に使われるわけですから、とても非効率的なのです。**消化＝体力の浪費と覚えていただ**

いてもいいかもしれません。ですから、風邪を引いたときにお腹いっぱい食べるのは間違いです。よく精力をつけるために、肉をがっつり食べたという人もいますが、回復にエネルギーを使わず、消化にエネルギーを使ってしまいます。これでは治す方にエネルギーを使えないので、かえって治りが遅くなってしまいます。

実は、風邪のときによく食べられているおかゆも良くないのです。なぜなら炭水化物は消化が遅く、さらにおかゆはよく嚙まずに食べてしまうので、胃腸に負担がかかります。風邪を引いたときは、常温のお水をたっぷり飲んで、しっかり睡眠をとってください。

消化＝体力の浪費

11 腹持ちが良い物はコンディションを低下させる

消化が人間にとって一番エネルギーを取られるのであれば、ハイパフォーマーなら消化よりも仕事のためにエネルギーを回したいですよね。この有効な方法は第2章以降でお話ししますが、ここでは、まず、いったいどんな食べ物が消化にエネルギーを取られるのか、頭に入れていただきたいと思います。

何を食べているかで寿命が決まる興味深い統計があります。沖縄が日本で一番長寿な県と名を馳せたのは、今は昔。男女とも昔は長生きだったのに、今ではどんどんランキングから落ちてしまっています。ちなみに、2015年の厚生労働省の発表によると、日本人の平均寿命が男性80・77歳、女性87・01歳ですが、沖縄は男女ともに転落し、女性は7位の87・44歳、男性はなんと

36位の80・27歳です。いったい沖縄はどうしたのでしょう？

理由のひとつとして、沖縄の食事が西洋化してきたことが挙げられています。沖縄は海に囲まれているけれど、魚は本州と比べておいしい魚が少ない上に、米軍基地の影響で、アメリカナイズされた脂っこい食事も食卓に上がるようになりました。肥満の人も街で多く見かけます。肉を多く食べることと、寿命は密接な関係があるのかもしれません。


消化には、果物が約1時間、野菜が約2時間、肉や魚が約10時間、米や麺類は約12時間以上もかかります。

これはあくまでも基本的な消化時間であって、食べ合わせや、食べた量や質、個人差がありますし、その人のコンディション次第で大きく変わりますが、消化時間が長ければ長い食品ほど、胃も疲れてしまいます。

余談ですが、飲み会のときなどで飲み過ぎて嘔吐した人を見たことがあると思います（自分のも含めて）。

その嘔吐物を見ればわかりますが、不思議と野菜や肉、魚類より炭水化物の方が多いです。

それだけ炭水化物は消化に悪いのです。腹持ちが良いことで、たくさん食べなくていいのでダイエットになるのでは？　という考え方もありますが、消化している間はパフォーマンスが確実に落ちてしまいますよね？　**消化が悪い食事がコンディションを低下させるのです。**

空腹時に活性化するサーチュイン遺伝子のお話をもう一度、思い出してください。そこで、消化に良い食べ物と悪い食べ物のデメリットを改めて伝えておきます。

消化に良い食べ物は、デメリットとして腹持ちが悪いのでお腹が空きやすいという点があります。

しかし、消化に悪い食べ物のデメリットには消化にエネルギーを使うため栄養の吸収が遅く悪い、老廃物の排泄が遅い、体力や怪我、細胞の回復が遅い、便秘を起こしやすく冷え性・肩こり・腰痛・肌荒れしやすくなるという、多くの点が挙げられます。そして、その結果、いらない体重や体脂肪が増えてしまうのです。

仕事よりもカラダの回復よりも、消化にエネルギーを使っていた人が多いかもしれません。少なくとも、朝や昼は消化の良い果物や野菜中心にしたほうが良いことがおわかりかと思います。

消化時間を考えれば仕事の効率が上がる

12 消化が悪い肉を食べるにはルールがある

肉がいかに消化に時間がかかるのか、驚かれた方も多いでしょう。

人間の歯の話でも触れましたが、歯だけを見れば人間は草食動物に近いのです。ですから、肉は食べなくても生きていけますし、肉を食べたからといって、筋肉がつくわけではありません。もし肉を食べるだけで自動的に筋肉になるのであれば、筋トレは不要ですよね？　ベジタリアンでも筋肉がしっかりついている人は多いですし、筋肉隆々の馬も肉は食べません。

肉は動物の死体で、酵素も栄養素も死んだ状態です。もう少し専門的なことをいうと、肉などの動物性たんぱく質は腸内環境を悪化させ、毒素が多く発生します。それが血液を汚し、全身をめぐることによって、ガンだけでなく、さまざまな病気を引き起こします。ライオンなどの肉食動物は、死んで時間がたった肉は食べません。新鮮で良い状態で口にするから良いのです。逆にサラダは新鮮なものであれば、酵素も食物繊維もあり、胃腸内を悪化させる要素がありません。

しかし、肉を食べてはいけないわけではありません。わかっていても、好きなものはやめられません。食べるのであれば、正しい食べ方とタイミングがあります。

歯だけではなく、人間のカラダの中の機能は肉よりも野菜に対応しているため、肉の消化は苦手、野菜よりもずっと遅いのです。**そこで、肉を食べても消化にエネルギーを取られにくい方法をひとつ紹介します。それは、よく噛むことです。**

肉を食べるときに、最低40回噛んでください。よく噛んですりつぶせば、その分、胃の負担は減ります。とはいえ、40回噛むのは慣れないと難しいですよね。実行しやすい方法としては、一口食べたら箸やフォークを一度置くことです。その為に箸置きがあるのですが、多くの人はずっと箸やフォークを持ったまま食事をしています。だから、まだ口の中に食べ物があるのに、次から次へと食べてしまうのです。口を動かしているうちは、箸を手に取らないようにするクセをつけましょう。

肉を食べるなら最低40回嚙む

13 コンディションが良くなる食べ物とは？

本書では、よっぽどカラダに悪いもの、つまり酸化した食べ物ではない限り、「食べてはいけないもの」は基本的にありません。

肉もケーキもお餅だって食べていいのです。おいしいものはたいてい、消化に悪いものばかり。その分、パフォーマンスは下がってしまいますが、「これを食べたらパフォーマンスが下がる」と頭でわかって食べるのと、わかっていないで手が出てしまうのでは、雲泥の差があります。

わかっているならば、「肉は消化に悪いから、たっぷり食べるのは休日にしよう」「おにぎりは思ったよりも消化に時間がかかるから、よく噛もう」と意識が変わってくるはずです。

次のページに、比較的消化が良く、カラダに良い食品をリストアップしておきます。これらを意識して取ることで、コンディションは変わってくるはずです。もちろん、これらも全てしっかり噛むという前提はお忘れなく。

意識して食べ物を取るだけで、カラダは確実に変わる

消化が良くカラダに良い食品一覧

- 新鮮な生のフルーツと野菜
（逆に新鮮でなければ食べない方が良いです）
- 加熱しないと食べられない野菜は蒸すならOK
（ブロッコリーやアスパラ、もやしなど）
- 豆腐（高野豆腐は添加物が入っている可能性大なので、木綿豆腐の方が良いです）
- 納豆（付属のタレは添加物なので使用しないでください）
- 味噌汁（味噌は塩分控えめを選びましょう）
- 豆乳（市販のものは防腐剤が入っている可能性があるので、豆腐屋さんで買うと良いです）
- 海藻類（ワカメ、昆布、ひじき、ノリなど）
- キノコ類（椎茸、舞茸、しめじなど）
- 蕎麦（蕎麦の機能性物質はルチンでビタミンEが豊富です）
- ゴマ（ビタミンEが豊富。しかし油でもあるので少量に限ります）
- 玄米と雑穀米（白米は何の栄養素もないです）
- 鮮度の良い白身の刺身
（赤身の魚は脂が多いので白身の方が良いです）
- 甘酒 ※アルコールの入っていないものに限る
（即エネルギーになるのでおすすめです）
- おやつには上質なハチミツ
（ハチミツはこの世に存在する唯一の天然サプリメントです）
- ドライフルーツ
（漂白剤がついているものはNG。イチジク、プルーン、干しぶどうはOK）
- 木の実、ナッツ類（ピスタチオ、落花生、銀杏、栗など）

column

風邪を引くのはローパフォーマーだけ？

私（上野）は、歯が痛くなくても1、2カ月に一度、歯医者に行くようにしています。歯石を取ってもらい、虫歯をチェック。虫歯の原因となる歯石を取ってもらうことで、めったに虫歯にはならないのですが、万が一発見しても、小さい虫歯のうちに治療してもらえるので、すぐに治ります。

疲れも同じです。

疲れがどっと出てしまう前に、しっかりメンテナンスをしておきましょう。もうすぐ疲れが溜まりそうだなあ……と思ったら、その日は無理をせずに早く寝る。無理を続けていると、免疫力が低下し風邪を引きやすくなります。

ハイパフォーマーは風邪を引きません。どんなに風邪が流行っていても、普段からコンディションを整え、しっかり予防しているからです。

これはビジネスでも同じだと思います。クレームが出て対応するのではなく、クレームが出る前に対応しておく。コンディションでもビジネスでも、予防しておくからハイパフォーマーになれるのです。

社長にとって大事なことは、「風邪を引かないこと」とはよくいわれます。なぜなら、風邪で大黒柱が何日も休んでしまっては、部下も困りますし、打ち合わせはリスケしないといけないし、社内外で大迷惑だからです。

ローパフォーマーは、病気にかかることは運だと思い、風邪を引くと、「たまたま風邪をもらってしまった」と考えます。その上、「風邪くらい気合で治す」と栄養ドリンクを飲んで会議に出たりしますが、そのツケは後で必ずきます。

みなさんは、そのようなことがないよう、気をつけてください。

第**2**章

新しいカラダに
生まれ変わる

1 まずはカラダの毒を出そう

正しい食事や生活習慣など1日の流れをお伝えする前に、やっていただきたいことがあります。それは「デトックス」です。

ダイエットや健康というと、「何を食べたらいいの？」と聞かれますが、まずは、「出す」ことが重要なのです。

デトックスをする

デトックスというと、岩盤浴やサウナ、ヨガなどで汗を流し、体重を減らすことを思い浮かべる人もいるかもしれませんが、汗を流すのは単なる発汗です。カラダが熱をもっているから、汗をかいて体温を下げるためにカラダ自身で調節しているのです。ですから、冷え性の人は逆に冷えてしまいます。これはデトックスではありません。

本当のデトックスとは「解毒」のことです。カラダの毒を外に出していくことなのです。よくお酒を飲んだ次の日にサウナや半身浴、ジョギングで汗をかいてアルコールを抜こうとしている人がいますが、これは間違いです。残念ながらアルコールは汗では出ていきません。尿で出すしかありません。本当のデトックスをするしかないのです。

ハイパフォーマーになるために、なぜデトックスが必要かというと、カラダの中に沢山詰まっている余分なものを綺麗に洗い流し、コンディションを整える必要があるからです。

多くの人は体重が多い少ないに関係なく、カラダの中が汚れています。

太っている人がゴミだらけなのは容易に想像できるかもしれませんが、実は痩せている人もカラダの中が汚れているのです。腸が汚れている→栄養を吸収できない→体重が増えない、という流れです。**痩せているから大丈夫と思**

っている人も同じようにデトックスする必要があります。

カラダの中が汚れている証拠に、オナラが臭かったり、尿や便が臭かったりするのですが、酷い人はそのニオイが逃げ場をなくして、口臭や体臭、加齢臭となって現れます。

それなのに、まだ必要以上に食べたり飲んだりしてカラダの中に詰め込む。これが臭いだけならまだ良いのですが、カラダにとって大変なストレスなのです。そのストレスは、コンディション不良につながり悪化して風邪や病気になります。胃がん、大腸がんはその最悪の結末です。

部屋の中がいらないものやゴミで溢れているのに、まだ何か物を追加するのでしょうか？　それと同じです。コンディションが悪い人のカラダの中はゴミ屋敷状態なのです。ですから、先ずは太っているか、痩せているかは関係なしに、デトックスをする必要があるのです。

デトックスすればカラダの中が綺麗になるので、オナラや尿、便が臭くなくなりますし、コンディションが上がり、ハイパフォーマンスが実現できます。また、お肌が綺麗になるのはもちろん、便秘、腰痛、肩こりが解消されますよ。

なぜ、フルーツでデトックスするのか？

それでは、ここでいよいよデトックスの〝秘密兵器〟をご紹介します。

特別な運動？　何かのサプリ？　それとも断食？

いいえ、「フルーツ」です。朝から晩まで新鮮でおいしいフルーツをひたすら食べてください。

フルーツでデトックスできる理由として、

①糖質や脂肪を分解・燃焼する酵素が豊富

②抗酸化作用の高いポリフェノールが多く含まれ、細胞の活性化と代謝を促す

③食欲を抑えるアミノ酸が含まれる
④便通をよくする食物繊維が豊富

フルーツを沢山食べることで得られる恩恵はさまざまありますが、もっとも注目したいのがフルーツの「酵素」です。酵素は体内で生産される唯一のタンパク質で、さまざまな生命活動をスムーズに行わせるための大切な働きを担っています。代謝を高めて脂肪燃焼を活発にするなど、ダイエットや健康に関する役割も含まれます。

しかしこの酵素、体内で生産される量は18〜20才をピークに、加齢につれてどんどん減少していくことがわかっています。

酵素が不足すると、代謝が落ち、生命活動の歯車が狂ってしまいます。そして減少するままにすれば、肥満や生活習慣病を引き起こすなど、どんどん老化が進んでしまうことになります。

ですから、健康を維持する上でも足りない酵素を食べ物から補充する必要があるのです。

その点、フルーツに含まれる酵素は豊富で、フルーツを食べることで、加齢によって低下した代謝を正常に戻し、免疫力を高め、さらに太りにくいカラダにしてくれるのです。

なぜ、カラダの毒を出し切ってから、本書でお話しするメソッドを実行してほしいかというと、例えば、カラダを家に置き換えて考えてみてください。片付けが上手な人の家は、すっきりしています。必要なものが、きちんときれいに収まっています。新しい物を買うときは、それが本当に必要かじっくり考え、その新しい物のために、いらないものは処分していきます。ところが、考えなしに買ってきてしまう人の家は、いつもギュウギュウ。もう使わなくなった物や壊れた物が置かれていて、クローゼットや物置はいっぱいです。これでは、新しい物を買っても意味がありません。

カラダも同じです。カラダの中にいらない脂肪や老廃物がたくさんある状態で、栄養があるものを入れても、さらにゴミになるだけです。

「健康のために何を食べたらいいのか」と考える前に、まずはカラダの大掃除から始める必要があります。

デトックスをすることで、カラダのコンディショニングだけではなく、ダイエットも実現します。始めない理由はありませんよね。

デトックスでコンディショニングとダイエットが実現できる

2 デトックスは、期間を決めて短期集中で

では、デトックスはどうやればいいのか？

デトックスは「時々」では効果がありません。いらないものがなくなるまで、〝一気に〟捨てましょう。

いらないものを捨てたカラダは軽くなります。便秘の人はおもしろいように排泄があります。元々細い人はもっと細くなるので、心配になるかもしれません。けれど、一度痩せても、そこから本当に必要なものを食べていけばいいのです。

「週に2日は休肝日を作ろう」とはよく聞きます。平日は居酒屋で一杯やってから帰る人も、休日のお酒はお預け。しかし、「週に1日はデトックス」という習慣は残念ながら、まだ日本にはありません。けれども、ぜひ週に1日、

「デトックスデー」を実践してほしいのです。

ハイパフォーマーになるためのコンディショングの第一歩は、とにかく〝出すこと〟です。

デトックスにお金はかかりませんし、医者にかかることもありません。「失うものは何もない！」くらいの気持ちでチャレンジしてみてください。

「食物酵素」と「消化酵素」

さて、前項での説明を読み、フルーツだけでデトックスになるの？　と疑問に思われるかもしれません。

しかし、フルーツにはデトックス効果だけではなく、さまざまな効能があるのです。ビタミンCなどのビタミン類やカルシウム、ミネラルなどの栄養素が豊富で、風邪の予防にもつながります。また、カリウムや食物繊維が多く、高血圧や糖尿病の予防効果もありますが、もっとも注目してほしいのは、フルーツが持つさまざまな「酵素」です。

　ちょっと専門的な話になってしまいますが、酵素には主に「食物酵素」と「消化酵素」があります。ふたつの酵素は体内で生産される唯一のタンパク質で、さまざまな生命活動をスムーズに行わせるための大切な働きを担っています。代謝を高めて脂肪燃焼を活発にするため、便通が改善し、カラダの中から不要なものがどんどん出ていきます。

　カラダの中を洗い流しキレイにしてくれるばかりか、保水力の高い水分を摂取してカラダの乾燥を防ぎ、肌には潤いを与えてくれます。その上、エネルギーの元となる酵素を取り入れるため、疲れにくいカラダにします。

「フルーツなんて、ただのデザート」と考えていた方、今までもったいないことをしましたね。フルーツは食物酵素だけではなく、消化酵素も豊富に持っているのです。消化酵素とは、食べ物を消化分解し吸収を目的とする酵素で、胃の中にいながら胃は動くことがなく、勝手に40分ぐらいで自分で消化してくれるわけですから、**消化にエネルギーを取られることがありません。つまり、食**

べても眠くならないのです。フルーツでお腹一杯になっても、キレッキレで仕事ができるなんて、夢のようですね。

繰り返しになりますが、酵素は、体内で生産される量は18～20才をピークに、どんどん減少していきます。酵素が不足すると、代謝が落ち、生命活動の歯車が狂ってしまいます。そして減少するままにすれば、肥満や生活習慣病を引き起こすなど、老化が早く進んでしまうことに。カラダ内の酵素が少なくなるほど病気にかかりやすく、健康寿命も短くなります。酵素が寿命を決めるといっても過言ではありません。

特に消化酵素がまったくない加工食品や加熱調理したものを食べ続けると、消化酵素がたくさん使われてしまうのです。ですから、酵素を外から取るようにしないとどんどん減ってしまいます。その結果、吸収しきれないものが体内に残ってしまうし、すい臓が肥大化し、これまた肥満につながります。

そのため、健康を維持する上でも、足りない酵素を食品から補充する必要があるのです。フルーツに含まれる酵素は豊富で、**フルーツを食べることで、加齢によって低下した代謝を正常に戻し、免疫力を高め、さらに太りにくいカラダにしてくれるのです。**

けれども、そんなにフルーツを食べて、太らないの？ と心配になる人もいると思います。よく「果物はカロリーが高い。糖分があるから」といわれています。また、お医者さんや栄養士の中にも、「果物は太るから食べないようにしてください」と指導をする方がいますが、これは大きな間違いです。正しいフルーツの食べ方を知らないだけなのです。なぜなら、正しくフルーツを食べている人で太っている人はいません。

狩猟時代の人類は、毎日、狩りが成功するわけではありませんから、たまに肉を食べるくらいで、自然になっているフルーツを主食としてたくさん食べていたことでしょう。また、あんなに力が強いゴリラの食事も、8割がフルーツ、1割が草、残りが木の実や虫です。肉を食べないと筋肉にならないわけではありません。

では、明日からデトックスとカラダのメンテナンスのために、ご飯と一緒にたくさん、フルーツも食べよう！　と鼻息を荒くした方、ちょっと待ってください。フルーツには食べ方があるのです。それを誤るとデトックスも何もありません。かえってカラダのなかにガスをためてしまうこともあるのです。

次の項では、正しい食事の取り方、フルーツの食べ方をお話しします。

コンディショニングは「出す」ことから

③ フルーツデーでカラダの大掃除

カラダの大掃除の間は、食べて良いものはフルーツだけ。飲んで良いものも水だけです。

できれば、最初は3日以上続けてほしく、その後もできれば、1週間に2日はフルーツだけのデトックス日「フルーツデー」を作ってください。

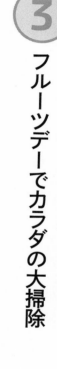

最初のうちは週に2日、もっと多くてもかまいません。私（上野）の生徒さんでは、1週間連続でフルーツデーを実践する人も多く、最高で18日間続けた人もいます。**便秘が改善し、みちがえるように肌がきれいになり、むくみがなくなりました。**

好転反応で人によってはお腹が痛くなったり、カラダが冷えたりすることもあります。細い人が、もっと細くなってしまい心配になるかもしれませんが、それほど気にしなくて大丈夫です。不要なものが出ただけなので、細くてもカラダの中はゴミだらけだった可能性があります。大掃除をして「風通しが良くなった」くらいに考えてください。大掃除をした後、きちんと立て直せばいいのです。

フルーツはどんな状態で食べるの？

フルーツは、冷蔵庫で冷やしたものではなく、常温で食べてください。冷蔵庫に入れてはダメなのではありません。もし冷蔵庫に入れているのであれば、食べる1時間前に冷蔵庫から出して、常温に戻してもらえればOKです。**冷たいものを食べるとカラダがだるくなることがあるのは、冷たいものを温めるのに、カラダがエネルギーを使うからです。**

「フルーツなら食後のあとにデザートで食べているよ」という方もいるかと思いますが、それはNGです。例えば、パスタランチを食べた後に、デザートのリンゴもついてきたとします。胃の中は食べた順に層になっています。パスタの上にポトンとリンゴが落ちてくるわけですが、**フルーツは他のものと胃の中で混ざると酸化が始まってしまいます。**切ったリンゴを放置しておくと、どんどん黒くなっていきますよね。それと同じ状態が胃の中で起こっているのです。ですから、ヨーグルトや野菜、コーンフレークなどと混ぜてはいけません。

よく野菜と果物を混ぜてスムージーを作る方がいますが、これはNGです。野菜と果物の酵素が違う種類なのに混ぜてしまっては、どちらの酵素も死んでしまいます。

また、野菜には水分も栄養素もありますが、消化酵素が少ないものも多いのです。普段であれば、もちろん野菜は食べてほしいのですが、デトックス中は、消化にエネルギーを使わず、排泄にエネルギーを使ってほしいのです。

フルーツデーは、必ず胃の中が空っぽの朝から始めてください。もし、前日に食べ過ぎたり、寝る前に食べてしまったら、まだ胃の中に食べ物が残っています。お腹が空くまで待ちましょう。

普段、フルーツを食べない方が、いきなり3日間以上もフルーツだけでは、飽きてしまうかもしれません。同じフルーツなら、レーズンや杏などのドライフルーツでもいいのかと、よく聞かれますが、新鮮なフルーツではないので、野菜と同じ位置づけにして、フルーツデーのときはやめておきましょう。

また、焼きリンゴにしたり、桃を煮てコンポートにしては意味がありません。酵素は50度前後の熱で死んでしまいますし、他のものと混ぜてはいけないので、砂糖もだめです。グレープフルーツに砂糖をかけて食べる習慣のある方は、うっかりかけないように気をつけてください。これは、缶詰や市販されている100%フルーツジュース、カットフルーツも同じです。

何をどのくらい食べればいいのか?

フルーツで太らないことは説明しましたよね？ 酵素をカラダに取り込みデトックスするため、とにかくお腹いっぱい食べてもかまいません。私のブログラムでは、**1回の量で大皿2皿分、フルーツを食べることを推奨しています。**

1年中、イチゴやミカンがスーパーに並んでいますが、ハウス栽培ではなく、できるだけ季節のものを食べてください。ご自身でカットして食べてもいいですし、絞ってジュースにしてもかまいません。

さまざまな種類のフルーツを食べることが理想ですが、組み合わせはこだわりません。それよりも、新鮮で季節のフルーツであることが重要です。鮮度が落ちたハウス栽培のものを5種類食べるくらいなら、**新鮮な季節のフルーツを一種類、たくさん食べた方がいいのです。**

デトックス期間中は、できるだけスイカ、梨、柑橘類やイチゴ、リンゴなど水分の多いものを選んで食べていただきたいです。もしどうしても繊維が多く水分の少ないバナナが食べたいのであれば、最後にしましょう。同じ理由で柿やサクランボ、ビワ、キウイなども後の方がいいですね。

カラダに良い食べ物、食べ方をマスターする

4 デトックスのスケジュール

フルーツの正しい食べ方やフルーツデーのやり方についてご理解いただけたでしょうか？

ここからは、どのようにフルーツデーを1週間に組み込んでいくのか、具体的にお話しししていきます。

フルーツデーは、最初の30日間、31日目から60日目、61日目以降と3つのパターンに分かれます。

フルーツデーは3食フルーツと水のみですが、フルーツデーではない日を「ノーマルデー」としましょう。ただし、本書でいう「ノーマルデー」では、朝食はパンやコーヒーではありません。

朝はフルーツと水のみ、昼はパスタやそば、焼肉や焼き魚定食を食べてもいいのですが、必ずサラダから食べ始めてください。もちろん、午後に重要な会議やプレゼンのある日は、軽めのサラダランチ、もしくは食べない方がいいのです。そして夜もサラダから食べ始めてから、他のものを食べましょう。ただし、肉や魚を食べるのであれば、炭水化物は避けていただきたいのです。なぜならば、動物性たんぱく質と炭水化物がミックスされると消化に時間がかかり、よく眠れなくなるからです。

最初の30日間は、フルーツデー、ノーマルデーを3日ずつ繰り返してください。1日おきではなく必ず3日連続でやらないとデトックスの成果は出ません。30日間のうち、15日間はフルーツデーの日を作ってください。30日の最後は、フルーツデーを多めにしたほうが効果的です。

次の31日目から60日目は、週に1回のフルーツデーでOKです。これでほとんどの方がデトックスできているはずなので、61日目以降は、フルーツデーの日を作らず、「ノーマルデー」の毎日を送ってください。
もちろん、個人差がありますし、フルーツデーはやればやるほど良いのです。31日目以降も週に3日フルーツデーを取り入れてもいいですし、61日目以降もフルーツデーの日を作ってもいいでしょう。

ただし、どのパターンでも「飲み会」の日だけ、イレギュラーとなります。飲み会当日は、朝昼フルーツのみ、翌日は胃に何か残っているときは水だけ、消化が完全にできてからフルーツを食べて、その日を終えてください。

できたら飲み会の前日も、3食フルーツデーにしておくのが理想です。
次のページに、「デトックススケジュール」「フルーツリスト」を掲載しておきますので、活用してください。

デトックスのスケジュール

1日目〜30日目

3日間
朝　フルーツ
昼　フルーツ
夜　フルーツ

→

3日間
朝　フルーツ
昼　サラダ＋ランチ
夜　サラダ＋ディナー

＊ただし、最後の週はフルーツデーを多くすること

31日目〜60日目

1日間
朝　フルーツ
昼　フルーツ
夜　フルーツ

→

6日間
朝　フルーツ
昼　サラダ＋ランチ
夜　サラダ＋ディナー

61日目以降

毎日
朝　フルーツ
昼　サラダ＋ランチ
夜　サラダ＋ディナー

＊フルーツデー卒業！
ただし、週に1回フルーツデーを取り入れるのが理想。

飲み会のある日は？

	前日	当日	翌日
朝	ノーマルデー or フルーツデー	フルーツ	水のみ
昼		フルーツ	フルーツ
夜		飲み会	フルーツ

＊どのパターンの日でも、飲み会のときはこのスケジュールを実行してください。
＊昨日の食べ物が、翌日の昼過ぎまで胃の中に残っているときは、昼も水だけにしてください。

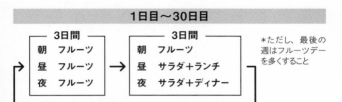

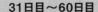

フルーツリスト

水分の多いフルーツ	季節	備考
スイカ	夏	デトックスNo.1！ キング・オブ・フルーツです
グレープフルーツ	年中	搾ってジュースにすると飲みやすいです ※種は取り除きましょう
オレンジ	年中	搾ってジュースにすると飲みやすいです ※種は取り除きましょう
リンゴ	秋～冬	クエン酸やリンゴ酸により胃腸の働きを良くしてくれます
梨	秋	利尿作用が高く、デトックス効果が高いです
ブドウ	秋	持ち運びにも便利なフルーツです
メロン	年中	利尿作用があり、デトックス効果が高いです
イチゴ	春	持ち運びにも便利なフルーツです
桃	初夏～夏	繊維質が多く、便秘改善に良いです
洋ナシ	秋～冬	アスパラギン酸を含み、疲労回復に良いです
清美オレンジ	冬～春	輸入物のオレンジよりも水分が多いです
ネーブル	秋～春	ビタミンC豊富で抗酸化作用が高いです
日向夏	冬～春	白い皮は消化しにくいので避けましょう

水分の少ないフルーツ	季節	備考
キウイフルーツ	年中	便秘改善や美白に良いです。1日2個までにしましょう
パイナップル	年中	消化を助ける酵素が豊富です。よく熟れたものを食べましょう
マンゴー	年中	南国のフルーツは、カラダを冷やしやすいのでたまに食べるくらいにしましょう
サクランボ	初夏	葉酸も多く、貧血予防にも良いです
みかん	秋～冬	白い薄皮は消化しにくいので避けて食べましょう
いよかん	冬	オレンジよりも水分が少ないです
イチジク	夏～秋	便秘改善に良いです
ザクロ	秋	消化を妨げる種も食べるものなので、デトックスには向きません
ライチ	初夏	熱帯地域のフルーツです。葉酸が多く、貧血予防にも良いです
プルーン	夏～秋	カロテンやビタミンEによる抗酸化作用があります
プラム	夏～秋	アントシアニンによる眼精疲労に良いです
柿	秋	ビタミンCとタンニンにより、二日酔いに良いです
びわ	初夏	βカロチンを多く含み、粘膜や肌を健康に保ってくれます
バナナ	年中	フルーツの中で一番水分が少ない。腹持ちがいいので最後に食べましょう

間違いやすいフルーツや野菜
【フルーツ】
イチゴ、メロン、スイカ
【野菜】
アボカド（種がありフルーツに属しますが、独自の消化酵素が少ない）
梅（生では食べられません）
カボス、すだち（単体で食べるのは難しく、ドレッシングや料理に使えます）
栗（木の実です）
トマト（独自の消化酵素はありません）

column

スーツはオーダーメイドで

もともと、既製品の標準体型だった私（俣野）は、サイズ調整なしでスーツが買えることを密かな自慢としていました。しかし、今になって考えると、年相応なセンスで洋服選びをしていくということは、加齢と共に標準体型もおじさん化していくということなのです。

パフォーマンスを上げるためにデトックスをすると心に決めたら、その終了日にオーダーメイドの採寸予定を入れることをおすすめします。

私の場合、デトックスをやりきる決意として1カ月後に採寸予定を入れました。そこでちょうど目標を上回る6・5キロが絞れていたので、もう後戻りはしないという決意にもなりました。

ところが、スーツができあがる頃には、さらに2センチ絞った状態になったたので、皆さんは2カ月後以降の予定にした方が良いかもしれません。

もっとも、デトックスを始めて1カ月過ぎた頃から、今までちょうど良かったはずのスーツがダボダボに。親から譲り受けたお下がりのようなゆったりサイズになって、すべて着られなくなるという嬉しい悲鳴を上げました。

過去に『人は見た目が9割』という本が話題となったように、デキるビジネスマンは、仕事だけではなく見た目でも一流感を出すことに余念がありません。

第3章

太りにくく疲れにくい 1日の習慣

1 カラダの機能は24時間を3分割して考える

フルーツデーを終えてカラダが軽くなったら、今度はいよいよ毎日の正しい過ごし方を学びましょう。

今、あなたのカラダは大掃除をしてピカピカです。もちろん、長年の汚れが一度で落ちるわけではありませんので、ここで満足しないでくださいね。人は、すぐに効果が表れるものが好きなのですが、1日で劇的に変わるわけではありません。毎日の生活習慣を見直していく必要があります。

その前にまず、人間のカラダのサイクルを知りましょう。何かを食べたら胃で消化し腸で栄養を吸収して、不要なものを尿や便として排泄します。この3つのサイクル、消化・吸収・排泄はそれぞれ時間が決まっているのです。

朝4時から12時までの8時間は排泄の時間。とにかくカラダの中の老廃物を出す時間です。12時から夜8時までは消化の時間。つまり、食べて良い時間です。逆にいえば、この時間以外に食べ物は食べない方が良いです。夜8時から朝の4時までは小腸・大腸でじっくり栄養を吸収する時間となります。

なぜ、朝に「排泄」の時間が来るのでしょうか？　実は、排泄にもエネルギーが必要になるからです。無駄に消化にエネルギーを割かれないよう、お腹に何も入っていない朝のうちに、排

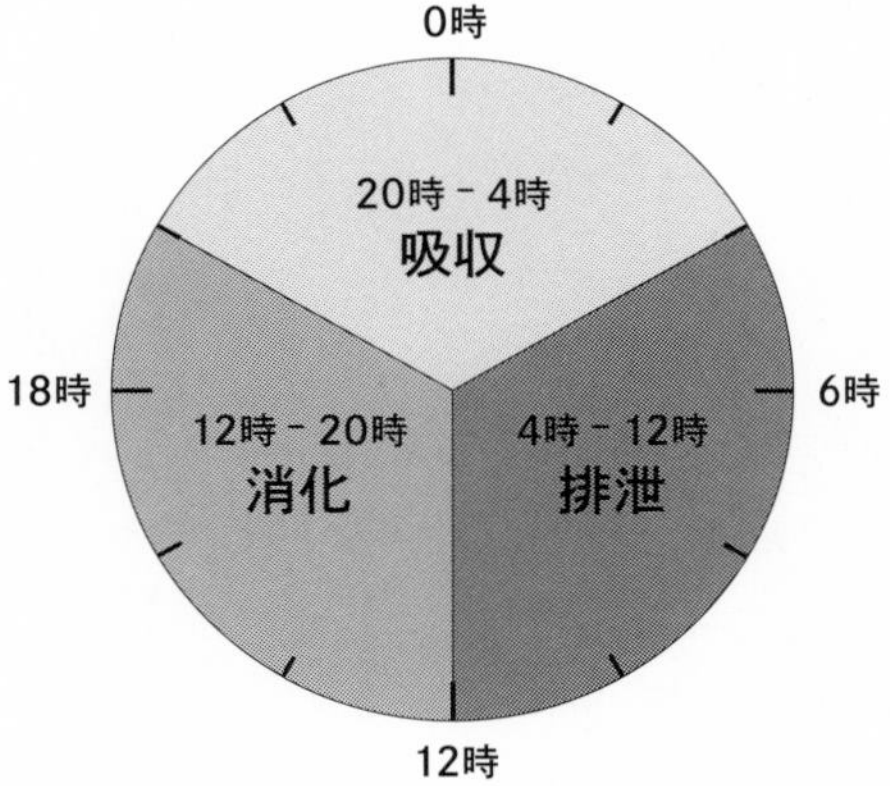

泄に集中した方がカラダに良いのです。

ですが、朝から何も食べないというわけにはいきません。そこで、登場するのが「フルーツ」です。この時間は消化にエネルギーを使わないフルーツを食べて、排泄に集中してほしいのです。

そして、ランチや夕食で食べた物を消化する時間が正午から夜8時。さらにそれらを吸収するのが、カラダを休めている時間帯の夜と考えてください。

消化吸収の流れ

カラダに入った食べ物は、酵素によって消化されます。そして、消化された食べ物は、腸に送られ、そこで栄養分が吸収されます。消化・吸収にかかる時間は、食べ物や個人差がありますが、約1日かかります。さらに便として排泄されるまで2、3日を要します。

口 ↓	噛んで食べ物を細かくし、唾液と混ぜ合わせて消化を助けます。
胃 ↓	胃内の停滞時間は、果物→野菜→炭水化物→肉や魚などのタンパク質の順に長くなります。停滞時間は、個人差やその時のコンディション、食べ合わせによって大きく変わるので、一概にいえないのですが、参考までに単品で食べたときの最短時間を掲載します。なお、ご飯と肉を食べた場合は、12時間+12時間で、消化に24時間かかるという計算になります。 ［果物→約1時間／野菜→約2～3時間／ご飯やパン、パスタ→約8～12時間／刺身→約8時間／焼き魚、煮魚→約6時間／揚げ物→約12時間／焼き肉→約12時間］
小腸 ↓	腸管に消化酵素が送られ、吸収できる大きさまで分解されます。栄養素の9割は小腸で吸収されます。小腸での消化吸収にかかる時間は7～9時間くらいです。
大腸 ↓	残りの水分と栄養素を吸収し25時間～72時間ほど腸内に停滞した後、便として排出されます。

2 朝は「出す」ことに全力を

このプログラムの中で、一番驚かれるのは、朝かもしれません。1日のサイクルのうち、「排泄」にあたるのが、朝の4時からお昼の12時までです。この時間はいかに「出す」かが重要です。また朝食を新鮮で水分の多いフルーツにすることで、消化にエネルギーを取られないため、午前中は眠くなることなく仕事がはかどります。

1日2・5リットルのお水を飲む

あなたは朝起きたとき、口の中がネバネバしていませんか？　喉も痛くて朝は咳き込むという人もいるでしょう。これは朝が排泄の時間なので、カラダがいらないものを出そうとしているために起こる現象です。

口のネバネバは、つまるところ排泄物なのです。喉が渇いたからといって、朝いきなりお水を飲むと、排泄物を体内へ戻すことになりますから水を飲む前に、２回は口をゆすいでネバネバを取り除き、口の中をきれいにしてくださ い。また、喉が痛いのは、口を開けて寝ているときに外から菌が入ってきて喉に付着するからです。２回以上うがいをして、喉も綺麗にしておきましょう。

さあ、これでお水を飲む準備が整いました。人は汗や尿、排便などで水分が失われますが、起きている間にしっかり水分を補給していれば、真夜中に起きて飲まなくても大丈夫です。しかし、寝ている間も、寝汗をかいて水分を失っているので、朝起きてすぐは血液濃度が上がり、血がドロドロとしています。ドロドロとした血流を良くするのは水分です。**快適な１日をスタートするためにも、朝起きて口をゆすぎ、うがいをしたら、常温のお水５００ミリリットルを15分かけてゆっくり飲んでください。**

朝は忙しいから、さっさと飲みたいかもしれませんが、お花に水をあげるとき、いきなりドバッと水をあげても吸収できないですよね？ あれと同じイメージです。お水の量は人によって、もう少し多くてもいいかもしれませんが、500ミリリットルのペットボトルに水を入れ、朝の準備をしながら飲むのでも良いでしょう。

お水は朝だけ飲めば良いわけではありません。お昼までに合計1リットル、夕食を終えるまでに1・5リットル飲んでください。お茶やコーヒーなどの液体とは別に1日2・5リットルです。

なぜ、大量のお水を飲む必要があるのでしょうか。人間は1日、尿で1・5リットル、汗や涙、呼気などで1リットルの水分を失っているからです。「こんなに飲んではカラダがむくむのではないか？」と心配する人もいますが、それは逆で、飲まないから血流が悪くなり、老廃物が詰まってむくむのです。

お水を飲んだら、歯を磨くよりも、朝ごはんを食べるよりも先に、外に出てみてください。たった5分でかまいません。朝はとても空気がきれいです。家のまわりを5分散歩するだけで、気分が違います。カラダの細胞が目覚めていく感覚を覚えてください。力がみなぎって、今日もベストコンディションで仕事ができますよ。

朝はトイレに座る習慣を

あなたはいつも何時に排泄をしていますか？

排泄の時間は朝がベストです。というか、カラダのサイクルからいうと、排泄の時間以外に出すのはよくありません。「いつ出ても、とりあえず毎日出るからいいんじゃないのか」「排泄は、だいたいランチの後かな」という方、デトックスの話を思い出してください。カラダの中にいらないものがある状態で、さらに新しいものを詰め込んでも、きれいにはなりません。しっかり食べる前に、まずは腸の中をスッキリきれいにしておきましょう。

排泄が毎日、きちんとできていれば、加齢臭も自然となくなります。40歳くらいになると、カラダから染み出た臭いが気になりますが、これは40年間、カラダの中にゴミを溜め込んだ臭いなのです。最近は、どうしたことか若い人でもひどい臭いの人がいます。

排泄の時間は朝の4時からとなっていますが、多くの方は寝ていることでしょう。6時でも8時でも、とにかく正午までは「出す」ということに集中してください。朝、便を出す習慣のない人でも、1分でいいから便座に座ってみてください。それだけでも少しは出ることがあります。

もし、普段から昼や夜に便が出るから大丈夫という人がいたら、それは詰まっていた便が無理やり押し出され、仕方なく出た結果です。その時間に出さなければならないほど、たまっているということなのです。いくら毎日出ていても、排泄の時間以外に便が出るということは便秘であるといえます。体内時計がずれてしまった、異常事態だと思ってください。本当の便とは、力まずにツルッとバナナのように出るものです。

朝以外の便は便秘の証拠

3 朝ごはんをしっかり食べないと太るって本当？

あなたは朝ごはんをしっかり食べていますか？

それとも食べないで出社していますか？

「朝ごはんをしっかり食べないと太る」とは、よく聞く話です。朝ごはんを抜くと、正午までにお腹が空いてしまいます。その状態でランチを食べると、血糖値が急に上がってしまい、脂肪として蓄積しやすくなってしまうのです。

農林水産省のホームページでも、「朝ごはんを抜くと、脳のエネルギーが不足し集中力や記憶力の低下などに繋がります」と警告しています。

しかし、最近になって「朝食抜き」の効果も注目されています。単純に朝食分のカロリーが減るので、ランチや夕食を食べ過ぎない限り、良さそうな気がします。それに、3食きちんと食べていることで、消化器官は休みなく働き続けています。朝食を消化し終えたら、もうランチ、これを消化したと思ったら、今度は夕食と、起きている間、ずっと胃に負担がかかっているのです。

朝からパンや卵、ハムにヨーグルト、それにコーヒーで目を覚ましていた人は、「朝ごはんを抜くなんてバランスが悪くて栄養が足りないよ」と思うかもしれません。けれども、胃を休めてあげることはカラダには良いことですし、ほかの栄養はランチ以降でも取れます。毎食、必ず栄養を取る必要がないことは、本書では何度も説明しています。

どちらにもメリット、デメリットがあるように思えますが、前の項で書いたとおり、午前中に集中して仕事をしたいビジネスマンにとって、消化にエネルギーを取られて眠くなるのは、困りますよね。睡眠で疲れが取れた午前中は、ハイパフォーマンスで仕事ができるベストな時間。この時間のエネルギーを仕事だけに使ったら、いつもよりずっとはかどるはずです。

例えば、朝7時半にしっかり朝食を食べると、出社する9時頃にはちょうど消化の真っ最中ですから、席に着くなり眠いわけです。

朝食はお腹が空いていなければ、無理して食べなくていいのです。けれども、食べても眠くならない方法があります。それが、新鮮で水分の多いフルーツです。フルーツの効用については、デトックスのお話で、十分おわかりいただけたかと思いますが、フルーツはデトックスのためのフルーツデーだけ食べるものではありません。デトックスに効果があるのはもちろんですが、消化酵素を持ち、胃に負担をかけず、たくさんの栄養素を含んでいます。

「フルーツは他のものと混ぜない」という鉄則を覚えていますか？　混ぜないで食べられるのは、胃が空っぽの朝だけなのです。口を酸っぱくして言いますが、胃の中でほかの食べ物と混ざると酸化していまいます。ですから、もし遅くまで飲み会があって、翌朝、胃が重かったら、まだ消化していない証拠。このときは、消化するまでフルーツはＮＧです。水だけ飲んで、本当にお腹が空くのを待ちましょう。

「朝食をしっかり食べないとブドウ糖不足で脳が活動しない」という意見もありますが、フルーツの果糖にもブドウ糖は多く含まれています。ならば、お米もブドウ糖が含まれるからと朝からご飯を食べてしまったら、消化にエネルギーを使ってしまい眠くなります。

フルーツは独自の消化酵素を持っていますから、消化にエネルギーを使わないでいいのです。ということは、排泄と仕事にエネルギーを使えるため、排泄がしやすくなり、朝から頭は冴えわたります。眠くなることもありませんから、キレッキレの状態で仕事に没頭できることでしょう。

食べ方は、フルーツデーと同じように、新鮮で旬なフルーツを選び、そのなかでも水分の多いフルーツから食べ始めます。できるだけお腹いっぱい食べてください。

朝食は空きっ腹にフルーツ

4 腹八分目ではなく、腹五分目

朝はフルーツだけですから、ランチも何か制限があるの？　と心配になるかもしれませんが、デトックス期間以外はいつもどおり好きなものを食べて大丈夫です。ただし、コツがあります。

「お昼から大事な仕事がある」、「効率を上げて、残業なしで帰りたい」、そんな時は、ランチを腹半分にしてみましょう。

試しに、しっかり昼食を取った日と、全く食べない日のパフォーマンスを比べてみてください。おそらく、何も食べなかった時の方が、午後、集中していると思います。大事な会議やプレゼンの前には、できればお水だけで過ごすのがベストです。ランチミーティングなどで、どうしても昼食を食べなければならないときは、パンやご飯の量を減らし、腹半分にとどめてください。

おすすめの方法としては、ランチを注文するときに、「少なめに」と伝えてみましょう。「栄養が足りなくならないか心配」という声も聞こえてきそうですが、一食くらい抜いてもカラダには全く影響はありませんし、むしろ胃の負担が軽くなります。本当に栄養が足りなくなれば、カラダに備蓄している脂肪が使われるので、問題ありません。

何を摂るかではなく、何を摂らないか

「今日のランチ、和食と洋食どっちにする？」と同僚に聞かれて、「昨日はたっぷり飲んで胃もだるいから、ランチは軽く和食にしようかな」と答えるあなた、ちょっと待ってください。

「和食」と「洋食」という選択肢ではなく、「食べるか食べないか」という選択肢を持ちましょう。前日食べ過ぎたなら、一食抜けばいいのです。胃の中にまだ食べ物が残っている状態で、次の食事をしてしまうと、サーチュイン遺伝子が活動する暇もなく、キレッキレで仕事できる時間がありません。

若さで乗り切れる20代は、多少羽目を外しても何とかなるかもしれません。

しかし、20代の不摂生は30代に、30代の不摂生は40代に確実に現れます。

今のうちから正しいライフスタイルを構築するのか？　悪いライフスタイルを積み重ねるのか？　その結果が今のあなたのコンディションであり、未来のあなたのパフォーマンスにつながっていくのです。

ランチは食べないという選択肢を持つ

好きなものを食べていいと冒頭でお話をしましたが、似たような食べ物でも消化の良いものと悪いものがあります。例えば、蕎麦は消化が早いのですが、小麦粉の塊であるうどんは消化が遅いのです。どうしてもうどんが好きでなんとしても食べたいという方もいるでしょうが、「蕎麦でもうどんでもどっちでもいい」という方であれば、消化の良い蕎麦を選んでください。

5 間食を取ると太らなくなる

空腹時は食べた物をモロに吸収するので、何を食べるか、よくよく考える必要があります。

お相撲さんが、朝ごはんを食べない理由をご存知ですか? 空きっ腹に朝稽古。お腹が空いて倒れそうなところに、高カロリーで栄養いっぱいのちゃんこ鍋が登場。カラダが飢餓状態ですから、ここぞとばかりに栄養を吸収して脂肪がついていきます。太らなければならないお相撲さんには、この〝空きっ腹〟の状態でカラダが吸収する食べ物をたくさん食べることが重要なのです。

だからこそ、太らないためにはその逆をすればいいのです。お腹がとても空いているときに、少量でもチョコレートを食べれば、しっかり吸収されてしまいます。おまけに血糖値がぐんと上がり、そして下がるときも急降下。一瞬、目が覚めますがダウンも激しく、そんなに食べていないはずなのに眠くなってしまいます。**ですから、いかに血糖値を急激に上げることなく1日を過ごすかがとても重要になってきます。**

おすすめは、ドライフルーツやナッツ類、そしてハチミツです。中でもドライいちじくはおすすめです。著者の私たちは、常に小さい袋に小分けしてカバンに入れておき、外出先でもお腹が空いたら取り出して食べています。ただし、砂糖や漂白剤を使用しているものも多く見受けられますから、成分表は必ず確認するようにしてください。

ドライいちじくの何が良いかというと、整腸作用や便秘予防といったお腹の調子を助ける効能がある食物繊維の中の一つ、ペクチンが豊富なこと、そしてミネラル、カルシウム、リン、カリウム、鉄分など、現代人に不足しがちな成分を補ってくれるからです。おまけに血糖値の上昇の抑制にも効果があるので、食べても、だるくなりません。

次におすすめしたいのはハチミツです。砂糖よりもカロリーは低く、ミネラルやビタミンCなど栄養も豊富ですから、地球上で唯一の天然サプリといえますね。

体内でブドウ糖と糖分に分解しなければならない砂糖と比べて、ハチミツは約8割の糖分がすでにブドウ糖からできています。そのため、ハチミツの糖分は砂糖よりも体に吸収されるのが早く、もともと分解されているので、胃腸に負担がかからず優れた食品なのです。「ちょっと甘いものが欲しいなあ」と思ったときは、砂糖たっぷりのお菓子のかわりに、大サジ2杯ほどハチミツをなめてみてください。

そのほか、オリーブの実、アボカド、ナッツ、豆腐や納豆、野菜サラダなど血糖値の上昇がゆるやかで、消化に時間がかからないものがおすすめです。

少量でも健康に良く、質の良いものを選びましょう。

空腹時に食べる物に気をつける

6 内臓に残業させない夕食の取り方

あなたが、朝、なんとなく胃がムカムカするのは、昨夜、寝る3時間前に飲んだり食べたりしたことが原因ということが多いでしょう。

本人が寝ている間も胃腸は残業させられているのです。

胃をいたわることで、すっきり眠ることができます。そのため、夕食の時間や取り方を工夫してみましょう。

胃も夜は寝ていたい

ランチをゆっくりとっている時間がないからと、コンビニのおにぎりやサンドイッチをサッと買って、机の上でササッと食べている人をよく見かけます。

食事時間、わずか5分。早食いはカラダにとても負担をかけるのです。よく噛まないで飲み込む分、あなたの代わりにあなたの胃が活動しなければなりません。胃の活動にエネルギーを取られるわけですから、あなたのパフォーマンスも落ちていくという悪循環に陥ってしまうのです。

ランチタイムが忙しい分、せめて夕食だけはゆっくり食べたいと、残業のあとに赤提灯や牛丼屋でお腹いっぱい食べたら、もう午前様。焼き鳥や牛丼を消化する前にベッドに入って本人は寝てしまうけれど、かわいそうに、胃腸たちは残業させられているのです。しっかり8時間、寝たはずなのに、なんとなく朝だるいのは、胃腸が疲れているからです。その上、朝ごはんが流し込まれてきたら、ひとたまりもありません。

もしかして臓器は24時間働いて当たり前、と思っていませんか？ 臓器にだって休みが必要です。試しにお休みを与えてみてください。カラダの調子が良くなるでしょう。

胃腸に負担をかけないためには、寝る3時間前に夕食は終えることです。とはいえ、忙しいビジネスマンには睡眠の3時間前までに食事を取ってほしいといっても、難しいかもしれません。**どうしても夜まで仕事をせざるを得ない日は、食べないという選択もあります。**胃に残業させるよりは、臓器も自分もぐっすり休んだほうが、無理に食べるよりもずっと健康的です。

耳にタコができるほど言いますが、一食だけ抜いたぐらいでは、栄養不足にはなりません。むしろ健康になります。たまった脂肪をそのとき使ってくれるので、かえってカラダの掃除になって良いくらいです。

夕食は、好きな物をお腹いっぱい食べてもいい？

朝はフルーツ、昼は腹半分、眠くならず仕事をこなすには、できればランチは食べないくらいが理想ですが、「そんなことをいっても、食べるのが1日の一番の楽しみなのに……」という声も聞こえてきそうです。大丈夫、夕食にまでつらいことは言いません。もう残業はないですか？　あとは寝るだけですか？　食べてから3時間は消化のため起きていられますか？

後は寝るだけ、もうパフォーマンスが落ちてもいいわけですから、食べていけないものはありません。もちろん、インスタント食品や添加物の多い食材は避けてほしいのですが、サラダはもちろんのこと、動物性たんぱく質の肉や魚も食べて問題ありません。どうしても食べたいというのであれば、たまにはケーキもいいでしょう。ビールはいいのかって？　できれば飲み会のときだけにして、1人晩酌は避けてほしいところですが。

夕食の量も腹八分目にしておくと、次の日の朝起きるのが楽ですよ。ここまで読んでいただけていたら、食べるルールはすでにおわかりかと思いますが、サラダから食べること、しっかり噛むこと、食後にフルーツは食べないこと、夜11時に寝るなら8時までに食べ終えること。

これさえ守っていただければ、夕食についてはうるさいことは言いません。

夕食は寝る3時間前に済ませておくこと

7 ビジネスマンなら、お酒のPDCAを学べ

避けては通れないビジネスマンの飲み会。他の人が一緒だと、自分の健康だけを考えて消化に良い食べ物を注文することもできません。デトックス期間中は、なおのこと、コンディションを考える上で天敵のようなものですが、飲み方や前後の食事を工夫することで、ダメージを最低限に抑えられます。

お酒を飲むとラーメンが食べたくなる訳

お酒を飲むと、ほろ酔い気分でご機嫌ですが、しばらくして頭がボーッとして、カラダはだるくなり、そのうちロレツが回らなくなります。酔いで脳の機能が低下しているのです。

デトックス中にお酒を飲んでもいいのでしょうか？　できれば……そう、で

きるだけ飲んでほしくありません。なぜなら、お酒はデトックスの天敵だからです。

アルコールは胃の中で酸化してしまうので、アルコールと一緒に食べたものもすべて酸化させ、カラダにとって不要なものにしてしまうからです。

また、お酒を飲むと胃を刺激されて必要以上に食欲が湧きます。その結果、おつまみも一緒に食べたくなるのです。あっさりしたものよりもこってりとしたチーズやサラミなどが欲しくなりますよね。気がつけば、シメのラーメンまでも……。

なぜ、お酒のあとはこってりとしたものが食べたくなるのでしょう？　あなたがアルコールを飲むと、肝臓は一生懸命入ってきたアルコールを分解し、外に出さねばと働きます。ですから、その間、血糖値の上昇は後回しになってしまうのです。**本当はたくさん食べているのに、血糖値が上がらないので、脳は「まだお腹に入るよね？」と勘違いして、「では、ラーメン」となるのです。**

また、お酒を飲むと喉が渇きませんか？ 特にビールを飲むとトイレに行きたくなりますよね？「飲んだビール」だけならいいのですが、ビールは利尿作用が強く、飲んだビール以上にカラダの水分を出してしまうのです。飲んでも飲んでも喉が渇き、行き過ぎると脱水症状になります。

とはいえ、デトックス中でも断れない飲み会もあります。飲むときは楽しく飲んでください。ただし、脳にだまされないようにシメのラーメンは、くれぐれもやめておきましょう。さっぱりしているからといっても、同じ炭水化物なので蕎麦もNGです。

お酒のPDCAをまわそう

ビジネスマンは飲み会も仕事のうち。同僚やクライアントなど、組織に所属していれば、声をかけられることも多いでしょう。しかし、遅くまで飲むのはコンディションを崩すし、翌日のパフォーマンスにも影響してしまいます。

誘われた飲み会にすべて出ていたら、仕事がおそろかになってしまいます。

ですから、全部出なくてもいいのです。明日のパフォーマンスが落ちても参加する価値があるかどうかを見極めて選びましょう。

とはいえ、まだ若い20代だと、上司から誘われたら断れませんよね。それなら、20代のうちに、自分が何をどれくらい飲んだら限界なのか知っておきましょう。「ここまでにしておけば、明日は影響が出ないな」、「まわりに迷惑をかけてしまった。あそこでやめておけばよかった」など、失敗もいい経験になります。

飲み会に出たら、そのときは気にせず、とことん楽しむこと。羽目を外しすぎず、食べ過ぎず、上手にお酒を飲める人になりましょう。

では、お酒を飲んだあとのリカバリーは、どうすれば良いのでしょうか？本来であれば、コンディションを上げるためには夜10時には寝る必要があります。ハイパフォーマーでいるためには、早寝早起きはとても重要なのですが、付き合いが多い人はそうもいきません。

飲み会に行くことで確実にコンディションは下がりますが、そんなときは、飲み会の当日と翌日の２日間で次の計画を実行してみてください。また、できれば前日もフルーツデーにして、コンディションを上げておきます。準備とリカバリーがあれば、コンディションをすぐに戻せます。

まず、飲み会当日の朝。いつもどおり朝食のフルーツをたくさん食べた後、ランチはしっかりしたものではなく、軽くサラダランチや蕎麦くらいにしておきましょう。もちろん、昼もフルーツのみにするのがベストです。

そして飲み会では、「食べたら太るかな」と思わずに、好きなものを飲んだり食べたりしてください。これは、飲み会までにちゃんとコンディションを整えた人にだけ与えられる権利です。ただし、お腹が空いているときに急にビールを流し込んだら、胃を痛めますし、すごい勢いで吸収されて酔いも早く肝臓もストレスを感じます。

できれば、乾杯して一口ビールを飲んだら、まずサラダから食べ始めてください。お腹が空いているときは、カラダの中がカラカラのスポンジ状態なので、モロに吸収してしまいます。**どんなに目の前のお肉がおいしそうでも、急激に血糖値が上がらないサラダから食べ始めてください。**太るために、空きっ腹でちゃんこ鍋を流し込む、お相撲さんの話を思い出してください。それに、ミルフィーユのように食べた順に胃のなかで重なっていくので、消化に良い順に食べた方が、胃が疲れずにすみますよね。

そして翌日。夜遅くまで飲んでいたら、翌朝も胃の中に消化しきれず食べ物が残っているので、朝はいつもどおりにフルーツを食べてはいけません。

しつこいようですが、フルーツの正しい食べ方を覚えていますか？　胃が空っぽの状態で食べないといけませんよね。ですから、時間に関係なく、本当にお腹が空くまで待ちましょう。その間は水を飲んでいてください。

お昼過ぎ、人によっては夕方かもしれませんが、本当にお腹が空いたら、最初に食べるのは新鮮で水分の多いフルーツにしましょう。排泄の時間ではないのに？　と思われるかもしれませんが、その日は1日、フルーツしか食べないフルーツデーにしてリカバリーましょう。そうすることで、前日の飲み会でたまったものを翌々日の朝に排泄できます。もし翌日も、通常どおりに食事をすると、飲み会でたまったものの上にさらにゴミをため込んでしまいます。これが、便秘やコンディション不良、加齢臭の原因になるのです。

さて、翌々日についてですが、ここからは通常の食事に戻します。

朝食はフルーツ、ランチはサラダなどの軽いもの、夜は玄米や焼き魚に味噌汁、納豆や豆腐といったメニューがいいですね。これをリカバリーのＰＤＣＡ(Plan - Do - Check -Action)と呼んでもいいかもしれません。

準備とリカバリーで、飲み会後のコンディションも問題なし

8 睡眠の質を決めるのは入浴だった

忙しいと、お風呂に入ることすら面倒になり、帰ってすぐバタンキューで寝てしまってはいませんか？　朝、ささっとシャワーを浴びて出社すれば、時間の短縮になると考えているかもしれませんが、それは間違いです。

睡眠は、長く取れば良いものではありません。質が重要なのです。その質を決めるのが、入浴の時間。今日から、正しい入浴方法を実践してみましょう。

太っている人ほど湯船に浸かっていない

面倒だからといって、シャワーでパパッと済ませている人はいませんか？　カラダの汚れを落とせばもうおしまい……太っている人やコンディションが悪い人に限って湯船に入らず、シャワーだけで済ます人が多いのです。「とりあえず、人に〝臭い〟と言われなければいいや」と考えている、他人のためにカラダを洗う人です。

反対にパフォーマンスが高い人は自分のカラダと向き合うために、湯船にしっかりと浸かっています。湯船に入ることで、カラダの疲れも取れ、睡眠の質も良くなります。そしてカラダを伸ばし、心もカラダもリラックスすることで、心のコンディションも整えられるのです。

入浴はカラダに感謝する時間

入浴はただ、カラダを洗うだけの時間ではなく、睡眠へのウォーミングアップの時間であると捉えてください。また、自分のカラダと向き合う大切な時間でもあります。

心とカラダのバランスを整えてくれる最高の時間がバスタイム。次の日に疲れやモヤモヤした気分を残さないためにも、入浴中にリセットする習慣をつけましょう。一日の中でカラダと向き合う時間がつくれるのは入浴中だけです。

「今日も一日ありがとう」と感謝して話しかけながらカラダを洗ってくださいね。カラダは一生つきあっていく大事な相棒。カラダに感謝をすることで、人や物にも感謝する気持ちがわいてきます。

一流の人が人や物を大切にする秘訣は、こういうところにあるのかもしれません。

できれば、バスタブに入るときは電気を消してください。よりリラックスできますよ。よくキャンドルを置く人がいますが、よっぽど通気性の良い場所でない限り、浴室の酸素が薄くなってしまうので、やめましょう。「換気扇を回しているから大丈夫！」とおっしゃる方もいますが、これはNG。入浴中に換気扇を回すと、どんどんお湯が冷めてしまいますし、肌にいい蒸気も飛んでしまいます。

手足を伸ばして、一日を振り返る。そんな時間が30分でもあれば、心に余裕が生まれると思いませんか？

ストレスがたまると飲みに行き、愚痴を吐き出してスッキリしたと勘違いしている人がいますが、そういう人はすぐにまたストレスをためてしまいます。愚痴を聞く人もしんどいですよね。愚痴を吐き出すのではなくて、一日を湯船の中でリセットする。この習慣をぜひ、毎日のバスタイムで実現してみてください。

一日を湯船の中でリセットする

9 食べること以上に大事な習慣、それは睡眠

睡眠時間を削って仕事を……と聞くと、バリバリと仕事をしているかっこいいビジネスマンのイメージが浮かびます。しかし、夜遅くまで仕事をしていることが、本当にかっこいいことなのでしょうか？　ただ単にパフォーマンスが悪いから仕事が遅いのかもしれません。また、夜遅くまで仕事をすることが、どれだけデメリットがあるのかご存知でしょうか？

カッコよくバリバリ仕事をしたいのであれば、しっかり睡眠を取りましょう。そして、正しい睡眠のルールを身につけましょう。

人間にとって、寝ることは食べることよりも、ずっと大事な行為であることをご存知ですか？

人間、5日間くらいは水だけで生きていけます。けれども、5日間寝ないで生きていくことはできないのではないでしょうか？ もし仮に、5日間寝なかったら、たくさんの弊害がカラダに起きます。

「寝る」ことは、人を成長させるだけではなく、傷や病気、体力を回復させる力を持っています。よく風邪を引くと病院でクスリを処方してもらいますが、クスリに治す力はありません。症状を和らげてくれる力はありますが、治すのは睡眠です。それだけ睡眠が大切です。食事よりも睡眠が大事であることがわかれば、食べる時間を30分削ってでも、食事より睡眠を優先してください。もしいつも寝る時間が12時を過ぎる人は、これまでより15分でいいので少しでも早く寝ましょう。

仕事のマネジメントとカラダのマネジメントはどちらも同じ自己管理。ビジネスマンは食べるのも、寝るのも重要な仕事です。ハイパフォーマーは、いつも仕事もカラダもコントロールしてマネジメントしているのです。

タフなカラダにする「夜10時ルール」

あなたは何時に寝ていますか？ 忙しいビジネスマンなら、夜1時、いやもっと遅く……と答える方も多いでしょう。「夜中の2時に寝ても朝8時には起きる。ちゃんと6時間寝ているよ」という人もいるかもしれません。「早寝早起きは健康のもと」と昔からいわれていますが、早く寝ようと、遅く寝ようと6、7時間しっかり眠れば良いような気がします。

けれども、それは大変な損をしています。なぜなら、成長ホルモンが活性化するのは夜10時から午前2時までといわれているからです。

「いまさら成長しなくても」と言う方もいらっしゃるでしょう。「成長」とつくので勘違いされやすいのですが、成長ホルモンはカラダを成長させるだけではありません。例えば疲労や傷、風邪、病気の回復にも役立ちますし、若々しさを保つ手助けをしてくれるアンチエイジングの味方でもあります。そのため、年齢に関係なく、この時間に睡眠を取ることがとても重要なのです。

早く寝るだけで、エステに通うより、運動するより、ずっと効果的だといえます。

いかに午後10時から午前2時のゴールデンタイムに熟睡するか？ それで翌日のパフォーマンスは違っていきます。睡眠は長さではなく質なのです。

夜10時に寝るために、予定を逆算してみてください。明日の準備や寝支度は9時、入浴は8時、食事は8時までに終えてほしいので7時から…… となると、会社を出るのが6時。残業している時間はありませんよね。「そんなに早く帰宅できないよ」とできない理由を探す前に、「どうやったら早く帰宅できるのか？」と考えてみてください。朝早く出社して仕事の効率を上げてみれば、6時に帰ることができるかもしれません。

上司や同僚が会社に残っているから…… という理由で、いやいや会社に残るより、ハイパフォーマンスな仕事をして、結果を出していけばいいのです。最初は異色の目で見られるかもしれませんが、パフォーマンスが上がれば、逆に真似をする人も増えるものです。

残業したり、遅くまで会社にいる人のほとんどは、出社時間が遅い人が多い気がします。それでは、寝起きで仕事しているようなものなので、効率が上がらないのも仕方ありませんね。

逆に朝、誰よりも早く出社する人は、コンディションも効率も良いので仕事のスピードが違うのです。朝早い時間帯は、会社にお客様が来ることもなく、電話もメールも来ないので、自分の仕事に集中できます。

どうしても、夜10時就寝は無理という方は、せめて1時間でも2時間でもいいので、このゴールデンタイムに寝るように心がけてください。もしあなたがいつも夜中の1時に寝ているのであれば、午前0時には寝る努力をする。たった5分でもいいから、昨日より早くベッドに入る努力をしましょう。

普段、コンディションを整えていれば、たまに遅い日があっても、疲労回復は早くなります。その結果、疲れをためこまなくて済むので、少々の無理があっても、ハイパフォーマンスで仕事ができるようになりますよ。

睡眠時間が短いときこそ早く寝る

「夜8時以降に重大な決断をするな」とビジネスの世界ではいわれています。これは夜遅くなればなるほど頭もカラダも疲れてくるので正確な判断ができないからです。犯罪が夜に多いのも、人が正常な判断ができない時間帯だからかもしれませんね。

「頑張って徹夜でプレゼン資料をつくったのに、朝見直したら間違いだらけだった」なんて経験はありませんか？「夜に書いた手紙は、朝読み返せ」ともいわれます。どうも夜は気持ちがムダに高揚し、独りよがりになってしまうのかもしれません。

何か決断をしたり、大切な仕事をするなら、夜遅くではなく朝早く起きてからにしましょう。どうしても徹夜で仕上げなければならないときは、夜9時でも10時でもいいので、とにかく早く寝てください。そして早く起きるのです。徹夜で朝の4時までかかって書類を仕上げ、8時に起きてぼんやりしたまま出社しプレゼンしても、パフォーマンスが良くありません。
それなら、ゴールデンタイムの夜10時に寝て、午前2時に起きて資料作成をすることです。同じ4時間睡眠でもまるで違いますよ。

夜遅い日も同じ時間に起きる習慣を

夜10時に寝る重要性がわかっても、自分の思いどおりにはいかないのがビジネスマンです。時には付き合いで遅くまで飲み会もあるでしょうし、部下の残業に付き合わなければならない事態もあるでしょう。確かに寝る時間は自由になりませんが、朝起きる時間は自分で決められます。

いつも夜10時に寝て朝6時に起きている人が、夜の付き合いで午前様で帰宅したとします。お風呂に入ったり、明日の準備をしたりと午前2時にベッドに入ったら、「7時でも間に合うかな」と出社ぎりぎりまで寝ていたい気持ちはわかります。けれども、それは体内時計を狂わせて余計に疲れます。**例え睡眠時間が短くてもいつもと同じ時間に起きることです。**

眠いかもしれませんが、寝不足分は昼寝で補えばいいのです。効率の良い昼寝の方法は後述しているので、試してみてください。

ハイパフォーマーには早起きの人が多いのです。かのビル・ゲイツ氏も朝早く起きて仕事をすることで有名で、朝食前にほとんどの業務を集中してこなしていたようです。

朝早く起きると、その分、普段より早い時間に太陽を浴びることができます。朝日を浴びることで体内時計がリセットされて、夜もグッスリ眠れるようになるはずです。

ゴールデンタイムに寝る日を増やす

10 熟睡するために避けておきたいこと

夜の運動は逆効果!?

健康に良いからと、ジョギングやジムに通うことを習慣にしている人がいます。

私（上野）のプログラムでは、普段運動をしていない人であれば、特別に運動をしなくてもいいと指導しているのですが、カラダを動かすこと自体は悪いことではありません。

ただし、時間と運動量を考える必要はあります。朝早く起きるのが苦手なので、夜、仕事が終わって走っている人も多いのですが、これはNGです。なぜなら、夜に運動をすると、カラダが目覚めてしまって睡眠の質が悪くなってしまうからです。

カラダが疲れているから、よく眠れそうなイメージがありますが、脳は眠ってもカラダは興奮して目覚めたままです。その結果、疲れが取れないまま、朝を迎える結果に。これでは意味がありませんよね。同じ理由で、夜にジムに通うのもおすすめしません。

ではいつ、運動したらいいのでしょうか？

それは朝です。しかも朝食よりも前に、水を飲んだ後運動することです。我慢はしなくてもいいのですが、トイレに行く前でもかまいません。運動というと激しいハードな運動をイメージする方が多いですが、散歩でも十分です。夜のジョギングより朝の散歩の方が何倍もカラダには良いのです。どうしても朝、時間が取れないのであれば、運動は夕方までに終えておきましょう。ただし、こっそり会社を抜けられればですが。

スマホを目覚ましにしている人は眠れない

いつもバラバラの時間に眠るより、規則正しく夜10時に寝た方が良いことはお話ししました。しかし、「疲れたときが寝る時間」と考えていた人は、いざ心を改めて早く寝ようとしても、なかなか寝付けません。また、ちょっとした外の物音で起きてしまうなど眠りが浅い人もいます。

いったいどうしたら熟睡できるのか？　原因と対策をご紹介します。

まず、眠れない原因を考えてみましょう。あなたはいくつあてはまりますか？

□寝るまでの3時間以内に食事をした
□寝る前に水を飲んだ
□寝る前にパソコン、テレビを見たり、スマホをいじった
□寝ている間に、スマホを近くに置いている

□お風呂を出てから1時間以上たっている

ひとつでもあてはまる人は、眠りが浅く睡眠の質が悪い原因はここにあるかもしれません。

まず、寝る前3時間以内に食べたり、飲んだりしてベッドに入っても、胃腸は動いているので朝すっきりしません。そして、寝る前に水を飲むと、夜トイレに起きてしまいます。お風呂上がりにどうしても喉が渇くときは、コップに半分にしてください。

また、寝る前にパソコンやテレビを見たり、スマホをいじると、交感神経が刺激され、興奮状態になってしまいます。カラダは寝ているけれど脳は起きているのです。最近、若い人でも眠れない人が増えているのですが、原因のほとんどがこれにあたります。寝る1時間前には電子機器の使用をやめましょう。

そして、電波を発する電子機器類は寝る前には電源を切るか、他の部屋に持

ってい って ください。

最近は、携帯でもスマホでも目覚まし機能がついて便利になりました。けれども、スマホは常に電波を発しています。これが枕元にあると、電磁波のせいでよく眠れないのです。安くていいので、目覚まし時計を買いましょう。

もうひとつ、スマホがダメな理由があります。寝ているときはマナーモードにしている人が多いですよね。それでも一瞬、夜中にパッと光が点灯します。それを脳が察知してしまうのです。真っ暗な映画館でも、誰かがスマホを取り出すと目立ちます。それと同じです。人間の脳はちょっとした光にも反応してしまうのです。

寝る1時間前には、パソコン、テレビ、スマホの使用をやめる

11 集中力を上げる仮眠のルール

ゴールデンタイムの睡眠を逃してしまったり、睡眠時間が少なかった人は、ランチを食べた後くらいに、うつらうつらしてきます。そのまま無理して起きていても、午後のパフォーマンスは上がりません。ならば、栄養ドリンクやカフェインで目を覚ますか、とコンビニに走るのが逆効果であることは、すでにお話ししたとおり。

それよりも、ちょっとでいいので仮眠、昼寝をしましょう。これで、午後のパフォーマンスがぐんと上がります。眠い目をこすってパフォーマンスが上がらないまま、残業を2時間しなければならないところを、すっきりしているのであれば1時間で終えられるかもしれません。

ただし、昼寝にはいくつかルールがあります。

●20分以上寝ない
●12時から15時の間に寝る
●横にならない

なぜ、20分以上はダメかというと、20分を超えると深い眠りに入ってしまうので、起きたときかえってだるくなるからです。また、夕方以降に寝ると体内時計が狂うのでおすすめできません。かえって夜、眠れなくなってしまいます。

また、横になって寝ると、深い眠りに入ってしまうのでおすすめできません。できればソファや椅子に座ってもたれかかって寝るか、デスクの上に伏せて寝てみてくださいね。

もし、20分も時間がとれないようであれば、3分でいいので目をつむってみてください。**眠るというより、脳を少し休める感覚です。**たったこれだけでもコンディションは上がるので、昼食後の昼寝を最優先して午後からのパフォーマンスアップに努めてください。

いつでも昼寝ができるように、私（上野）はカバンにアイマスクをしのばせています。「よし、やるぞ！」と意気込む前に、３分でも５分でもいいので、目をつむります。この３分、５分を意識的に行うか否かで、集中力が断然に違ってきます。

眠いときは無理せず20分の昼寝

太りにくく疲れにくい1日を過ごすためのチェックリスト

□ 3つのサイクル（排泄、消化、吸収）を守っていますか？

□ 排泄の時間のフルーツは少なくないですか？

□ 昼食、夕食はサラダから食べ始め、食事内容が悪くないですか？

□ 常温水を1日、2・5リットル以上飲んでいますか？

□ しっかり噛んでゆっくり食べていますか？

□ 早寝早起きできていますか？

□ お風呂は湯船に浸かっていますか？

□ 目標、目的は確認していますか？

□ この本のアドバイス通りにやっていますか？

column

1人ランチは食べない

著者の私たちも多くの人と同じように、お昼がきたから何か食べなきゃ午後がもたないと思い込んでいましたが、今思えばこれは完全に真逆でした。むしろ、これは午後のパフォーマンスを落とす行為です。

ビジネスマンにとって一番の勝負所は、午後であることが多いことでしょう。この時間帯のコンディションを上げることなく、ハイパフォーマーになるのは至難の業です。朝の時間は聖域だという主張も、早起きは三文の徳という考え方もそのとおりだとは思いますが、午後のパフォーマンスが悪いと元も子もないのです。

野生のライオンは空腹時に狩りをします。そのときに獲物を確保できないと死活問題となりますから、空腹時はここ一番のハイパフォーマンスが発揮できるようにカラダが設計されています。反対に、満腹になった動物は、新たな獲物を狙うことはなく、消化のために休んでいます。

人間も同様に、ここぞというときに満腹になってしまうと戦闘モードにはなりません。この逆説的な真実に気づくだけで、食習慣の捉え方が変わるのではないでしょうか。

もちろん、ランチミーティングはビジネスの一環ですから、むしろ積極的に参加しましょう。

第4章

世の中の常識を疑え

1 牛乳を飲んでお腹を壊し、ヨーグルトを食べて便秘になる

牛乳を飲んでお腹を壊したことはありませんか? 毎日、給食で出ていた牛乳ですが、カラダに合わない人は意外と多いのです。

「胃腸が弱いせいかな?」と思った皆さん、それは違います。もともと日本人に合った食品ではないからです。そして、カルシウムが豊富で飲めば背が伸びるというのも嘘なのです。

世界広し、同じ人間といえど、食べている物は世界各国で大分違います。世界中の食べ物がすぐに取り寄せられ、何でも食べられる時代ですが、実は日本人の胃腸と合っていないものもたくさんあるのです。その筆頭が牛乳です。

牛乳は、6世紀くらいに日本に伝わり、貴族の間では飲まれていたという文

献もあります。明治時代に徐々に庶民にも広がり、これだけ多くの人に牛乳が飲まれるようになったのは戦後からではないでしょうか。

ずっと昔から酪農を営んできたヨーロッパの人の多くは、牛乳を飲んでも、日本人ほどお腹を壊すことはほとんどありません。なぜなら、お腹を壊す原因となる「乳糖（ラクトース）」を分解できる小腸が形成されていったからなのです。農耕民族の日本人は牛乳を飲む習慣がなかったため、乳糖を分解するような腸にはなっていないのです。

乳糖を分解するにはラクターゼという酵素が必要です。しかし、この酵素を体内でつくることのできる日本人は、5パーセントから15パーセント程度しかいないといわれています。つまり、多くの日本人は分解できず、それが原因でお腹を壊してしまうのです。でも、母乳と似たような成分では？　と疑問に思う人もいるかもしれませんが、同じ「乳」でも、人間と牛では成分も分子の大きさも違うのです。

その上、実際のカルシウム量は極めて少なく、牛乳1キログラムあたりわずか1グラムにすぎないという研究結果もあります。

体質に合わない牛乳を飲むよりも、日本の伝統的な食事を食べていた方がよっぽど、きちんとカルシウムが摂取できます。

牛乳がダメだとしても、ヨーグルトならどうでしょうか？　ビフィズス菌が腸に届くといわれていますし、健康に良い食品のように思えます。事実、私たちも昔は、ボール1杯分もりもりと食べていました。けれど、ちっとも便秘は改善しませんでした。「よっぽど自分はすごい便秘なのだ。もっと食べないと」と考え、どんどん量を増やしていったのですが、実は食べれば食べるほど便秘になるのです。

売られている市販のヨーグルトのほとんどが、乳酸菌が腸まで届かないという調査報告があります。なぜならば、乳酸菌は熱に弱いため、体内に入れば熱で死んでしまうのです。ヨーグルトを食べると腸の中でガスを増やし、腸内にあるほかの食べ物も腐らせてしまいます。「改善した」という人もいるのですが、それは、カラダが危険信号を察知し、下痢になっただけです。

日本人の体質に合った食べ物を取る

2 コーヒーは飲めば飲むほどカラダを乾燥させる

挽きたてのコーヒーを一杯。香ばしい薫りと深い味わいが、寝ぼけた頭を覚まさせてくれる至福のひととき。コーヒーで朝が始まる人もいるでしょう。会社にコーヒーメーカーが置いてあると、ついつい手が出てしまうし、クライアントとの打ち合わせでも、コーヒーをご馳走になることもあります。気がつけば、1日、5、6杯飲んでいるという人も。

最近、肌はカサカサで胃腸も悪くなんだか調子が悪い……と気になる人は、もしかしたらコーヒーのせいかもしれません。

ご存知の方も多いかと思いますが、コーヒーにはたくさんのカフェインが入っています。カフェインの何が悪いのでしょう？

まず、尿を無駄に出す作用があるので、かえってカラダの水分が出て行ってしまうという欠点があります。**つまりカラダが乾燥してしまい疲れやすくなるのです。**また、カラダを冷やしてしまう作用もあり、特にお腹のまわり、子宮や卵巣、腸などが冷えることで、血流が悪くなりやすいのです。冷え症の人はカフェインを止めなければ、どんどんひどくなっていきますよ。

また、カフェラテやカフェオレなどには牛乳が入っています。牛乳の功罪はさきほど述べたとおりですが、牛乳は脂肪の塊なので肥満やさまざまな病気の原因になります。パフォーマンスを上げたかったら飲まないこと。どうしても飲みたいのであれば、いつもより控え目に入れることをおすすめします。

喫茶店や自分で淹れるコーヒーならともかく、市販の粉末や缶コーヒーなどには、食品添加物がたくさん含まれています。その食品添加物を解毒するために、大量のミネラルやビタミンを使ってしまい、カラダの中のビタミン・ミネラルが不足してしまいます。

この他にも、コーヒーや紅茶に含まれるタンニンは鉄分の吸収も悪くするので、貧血気味の人は、特に気をつけてほしいのです。

それでも「コーヒーを飲みたい！」という方は「穀物コーヒー」はいかがでしょうか？

穀物コーヒーに使われているものは、小麦、大麦、ライ麦、チクリ、いちじくなどで、どんぐりが入っていることもあります。

見た目や香りはコーヒーそのものですし、味もコーヒーと大差がありません。穀物コーヒーは食物繊維が豊富なため、整腸作用、利尿作用があるといわれていますし、糖尿病予防、血糖値を下げる効果もあるようです。

さらにデトックス効果、シミ予防、体を温めてくれることもあります。

当然、穀物が原料なのでノンカフェインですから、妊婦さんやお子様、ご年配の方までみんなで一緒に珈琲時間を楽しめますよ。

また、家でも外でも、コーヒーフレッシュはくれぐれも使わないように。これをミルクや生クリームと勘違いしている人が多いのですが、実際は、水と油と添加物でできています。これなら、ブラックで飲んだ方がましなのです。

最後に、「カフェインで胃が荒れる」とはよく聞きますが、これは、カフェインには、胃液の分泌や消化管を活発に動かす効果があるからです。健康な人が食後に飲めば、胃の働きが促進され、消化が進むというメリットもあるのですが、一方で、胃腸が弱い人が飲むと、胃壁が荒れ、痛みを感じたり、下痢の症状が出ることもあるのです。

同じコーヒーでも、ドリップしたコーヒーとインスタントのコーヒーとでは、カフェインの含有量が変わってきます。また、紅茶や烏龍茶といった茶葉にも、多くのカフェインが含まれています。意外に思われる方も多いですが、ココアやコカ・コーラ、そしてチョコレートにも含まれているのです。

カフェインとともに気をつけてほしいのは砂糖の量。砂糖たっぷりのココアは甘くておいしいのですが、カフェインと同じくらい砂糖の取り過ぎに気をつけてほしいですね。

ノンカフェインコーヒーという選択肢もある

3 栄養ドリンクを飲んだら余計に疲れる訳

仕事が忙しくなり疲れがたまってきたり、「今日は徹夜だ」というときは、その場を乗り越えるために何かに頼りたくなるでしょう。コンビニに行けば、たくさんの栄養ドリンクが並んでいます。

どれかひとつ、手に取って見てください。裏に書いてある成分表示に「カフェイン」「タウリン」「ニコチン酸アミド」などの文字が並んでいませんか？恐らくこれらの表示内容を説明できる人はほとんどいないと思いますが、説明できないことより、そんな訳のわからないモノが入っているドリンクを飲んでいることが問題です。簡単に言うと、これらは興奮作用がある成分です。

ぐいっと飲めば、パッと目が覚めて、一時的に仕事がサクサクと進むでしょう。**これは、カフェインやタウリンで一時的に血糖値や血圧を上げたからで**

す。第3章の「間食」の項でご紹介した「お腹が空いたときのチョコレート」の話は覚えていますか？　急激に上げた血糖値は、急激に下がりますよね。飲んだときはいいけれど、なぜか後からドッと疲れてしまうのはそのせいです。

そんな虚脱感に、「まだ足りないかな？」ともう一本、もう一本と手を出していくうち、栄養ドリンクなしでは、仕事がはかどらなくなってしまいます。

栄養ドリンクではなく仮眠をとる

普段からコンディションを整えていれば、栄養ドリンクに頼らずとも大丈夫。体力を回復させるのは、栄養ドリンクよりも睡眠が一番です。20分以内の仮眠か、午後10時から午前2時のゴールデンタイムにしっかりと寝ることです。**コンビニに買い出しに行く15分をぜひ、仮眠にあててみてください。**1本の栄養ドリンクより5分の仮眠の方がよっぽど成果が出ますよ。

4 野菜ジュースを飲めば野菜は食べなくていい？

野菜100パーセントジュースを飲んでいると、日頃の野菜不足が補えるので、なんだか安心しますよね。「1日分の野菜が取れます」とパッケージにも書いてありますから。

しかし、ある日本の公的機関が、市販の野菜ジュース35銘柄を調査した結果、本当に野菜と同じ栄養素が取れるものは、なんとたったの2銘柄だったそうです。ということは、安い野菜ジュースであればあるほど、栄養素には期待できません。1日に必要な野菜の量を計算上入れたということであって、野菜を取った場合の栄養素が入っている訳ではないのです。しかも、ジュースにすると食物繊維は飲みにくくなるので、あらかじめ取り除かれています。

それに、野菜ジュースには砂糖が入っているのをご存知ですか？ パックの表示を見てみれば、「砂糖」という文字はなく、ほっと胸をなでおろした方、残念ながら、書いていないだけで本当は入っていることが多いのです。

欧米に比べ、日本は食品表示の基準が非常に甘いのです。ですから、一定の基準を満たせば書かないでいい添加物が山ほどあります。砂糖もそうです。ある一定量を超えなければ、表示する必要はないのです。しかも、ほとんどのメーカーは、香料やビタミンC、ミネラル、カルシウムなどを食品添加物で補っています。

そのうえ、安全性に疑問のある香料も一括表示でOKなのです。しかも、恐ろしいのは、メーカーがどんな香料をどれだけ使っているのか、私たちには知る術がないことです。何百種類使っても、「原材料名」には「香料」の一括表示でOKなのです。一括表示が許されているものは、「調味料」「乳化剤」「pH調整剤」「酸味料」「苦味料」など14種類あります。もし、合成香料の名前がずらずら表示されていたら、私たちは買うのをためらうでしょう。だから、書かないでいいことにしたのでしょうね。

冷蔵庫に入っている野菜ジュースが心配になってきたかもしれませんが、もうちょっと聞いてください。日本では、野菜の葉を大きくするため、窒素肥料をたくさん投与している農家も多いのですが、結果として硝酸態窒素が残ってしまいます。それを大量に摂取すると、チアノーゼ（メトヘモグロビン血症）を起こす可能性があるとされています。そんな野菜を使った野菜ジュースでは、水道水の10倍にもなる硝酸態窒素が検出されたこともあるそうです。

「でも野菜ジュースは外国の安い野菜を使っていて、国内の高い野菜を使ってないんでしょ？」と思われるかもしれません。例えば、パックの表示に「濃縮還元」との文字がありますが、これは、6分の1程度に煮詰めて輸入し、国内で水に戻して還元しているということです。その際に、大事なビタミンCや酵素は壊れてしまいます。表示に「ビタミンC」の文字がある場合の多くは、後から変色防止のために添加しています。しかも、中国を含む外国の野菜を使っていようと、日本で還元すれば、「国内製造品」と書いていいのです。

野菜ジュースを自分でつくったことがありますか？ 野菜をジュースにしたら直ぐに酸化して色も変わりますよね？ 全く変化しない市販のものを、野菜ジュースとは呼べませんよね？

そう考えていくと、スーパーやコンビニで売られている野菜ジュースや果物ジュースに手が出しにくくなりませんか？

ジュースにするなら、安全な野菜や果物を選んで、自分でつくりましょう。

これこそ、ビタミンが豊富な正真正銘の100パーセントジュースです。野菜や果物は沢山食べた方が良いのは間違いありませんし、手軽に取れた方が楽です。けれども、楽をした結果はカラダに表れます。お手軽にカラダに入れた結果は、お手軽な結果にしかならないのです。

欧米に比べ、日本は食品表示の基準が甘い

5 コンビニのサンドイッチをよく食べている人へ

「忙しくて、ランチタイムをしっかり取れないから、今日もコンビニでおにぎりとサンドイッチだよー」と嘆くビジネスマンを見かけます。

コンビニで今日のランチを買うとしましょう。サンドイッチのパンのすき間からはみ出しているハムやベーコンは、綺麗なピンク色で新鮮に見えますよね？　コンビニのおにぎりもいろいろな種類があって魅力的です。さらにペットボトルのお茶も買っておこうかな？　とレジに並んだときには、カゴの中はいっぱいになっています。

しかし、これらの食品やドリンクすべてに食品添加物が使われているのです。「食べないと不健康だから」と手にしたものは、すべて「食べると不健康になるもの」ばかりです。ハムには、色をきれいに見せるための発色剤が使われ、おにぎりには、3日間放置していてもカビが生えないよう防腐剤を入れています。栄養ドリンクには砂糖が大量に入っていて、常温では飲みにくいほど甘くされています。

また、気をつけなくてはいけないのは、ペットボトル入りのお茶です。健康飲料だと信じて、あえて選択している人があまりにも多いのです。ペットボトルには必ず原材料名を記さなくてはならないルールがありますが、記載を注意してご覧になったことはありますか？「ビタミンC」と書いてあるのは酸化防止剤のことです。一見、「おぉ、ビタミンも取れるのか。健康にいい」と勘違いしてしまいますよね。いやはや許せません。同じ喉を潤すのなら、水か炭酸水にしましょう。とりわけ、炭酸水は私たちのようなビール好きには、うれしい喉ごしです。

食品の加工や保存のために使われる食品添加物には、人のカラダにとって必要となる栄養素は全くなく、むしろカラダに長期間留まるので、内臓類が正常に機能しなくなり、病気や老化、そして肥満の原因にもなります。こうした添加物を分解するために、酵素が使われるという話を第3章で書いたので、「長期間留まっても、そのうち分解されるのでは？」と思われた方もいるかもしれません。けれども、普通の人は、体内酵素が少ないうえに浪費しているので、分解できずに体内に残ってしまうのです。

いつまでも若々しく、イキイキと過ごすためには、食品添加物をカラダに入れないことが理想ですが、日本で生活している以上、食品添加物をとらずに生活すること自体が難しいですよね。**ですから、せめて今日から「パッケージの裏を見て、添加物が少ないものを選ぶ」ことを意識してみましょう。**

毎日、コンビニでお昼を買っている方、週に1回でも2回でもいいので、専門店で買ってみましょう。地域のおにぎり屋さんのおにぎり、パン屋さんのサンドイッチの方が、栄養があって美味しいですし、安全で添加物が少ない可能性が高いのです。つくる過程を見ていなければ、本当に入っていないかどうかはわかりませんし、コンビニに比べて少々値段は張りますが、おそらく部屋においておけば、専門店のサンドイッチのほうが早く腐るでしょう。その分、防腐剤や添加物は少ないのです。**「安い食品には安い理由がある。そして安い食品を食べていると安いカラダになる」と覚えてくださいね。**

自炊される方は大いに歓迎ですが、できるだけ、肉や野菜もそれぞれの専門店で新鮮なものを買うようにしてください。スーパーよりも専門店の方が良い理由は、お店の人に直接、食品の生産地や生産者などの情報も聞きやすいので、安心だからです。

使用できる添加物の種類の多さ、表示義務に対する許容度の低さ。これは、見た目に厳しい消費者に対応するための手段でもありますが、結果的に、カラダに大きな負担をかけることになってしまい、とても悲しいことです。

できるだけ、添加物の少ない商品を選ぶ

6 健康診断の結果は信用するな

健康診断をおみくじか何かと勘違いしているビジネスマンは少なくありません。その証拠に、健康診断の数日前になると、何日か前から食事を控え目にしたり、お酒を止めてみたり……と調整が始まります。そして、結果に一喜一憂し、数日もしないうちに元の生活に戻ります。

健康診断はその日の結果であって、これまでのあなたの結果でも、これからのあなたの結果でもありません。また、健康の基準とされる健康診断ですが、実は間違いだらけということをご存知ですか？　計器が壊れているわけではありません。健康とされる厚生労働省が決めた範囲が問題なのです。

国は「今、病気にならなければいい」「病気になれば治せばいい」を基準に考えていますが、著者の私たちは「将来的に病気にならない方が良い」を基準に考えています。

例えば内臓脂肪の基準値についてですが、

男性の平均は、20代↓6 30代↓8 40代↓9 50代↓10

女性の平均は、20代↓3 30代↓5 40代↓4 50代↓7

となっていますが、これでは間違いなく胃がんや大腸がんの原因になってしまいます。

理由は簡単で、内臓に脂肪が沢山ついているということは、カラダの中が汚れている状態。いわばゴミ屋敷状態だからです。

ですから著者の私たちは、

男性の平均は、20代↓3 30代↓4 40代↓4 50代↓5

女性の平均は、20代↓1 30代↓2 40代↓2 50代↓3

が理想だと考えています。

「今」ではなく、「将来」病気にならないために

7 タバコはハイパフォーマーにとって最大の外敵

タバコは百害あって一利なし。この本の内容に入れるまでもありません。と切り捨ててもいいくらい、どんなにタバコに害があるのか、読者の皆さんはわかっているはずです。

タバコには、カドミウムや一酸化炭素、トルエンのほか、殺虫剤に使われるヒ素までもが含まれています。これらはガンや高血圧、糖尿病などの生活習慣病の原因になるばかりか、うつ病のリスクを高め、メタボになりやすくするのです。皮膚のハリがなくなりシワも白髪も増え、どんどんふけ顔に。

タバコはストレス解消だと思っている方、その逆です。 タバコを吸えないとイライラしませんか？　吸える場所がないと不安になりませんか？　また、タバコをやめると太ると信じている人もいますが、1日1箱吸う人では、吸わない人の約2倍近くもメタボになるリスクが高まるといわれています。

そこまでカラダに悪影響を及ぼすタバコに、果たしてメリットってあるのでしょうか？ 会社勤めの方の中には、「タバコ部屋は貴重な情報交換の場所」と考えている人もいます。実際、さまざまな部署の人が集まるタバコ部屋では、タバコつながりの輪ができます。普段話せないような偉い人にも会いますし、他部署の人と顔見知りになります。

けれども、役員たちが堂々とタバコをふかしていたのは今は昔。健康管理もビジネスマンの大事な業務だと思えば、喫煙者は出世できません。会社も病気になりそうな人に、大きいプロジェクトを任せたいとは思わないでしょう。

ただ、「タバコ部屋は情報源」というのは本当です。実際、タバコ部屋から帰ってきた同僚に、「さっき、隣の部署のあの人が、こんなことを話していたよ」と教えてもらうこともありました。これは盲点だと思って、その〝情報屋〟をしばらく活用していた時期もありましたが、途中でバカらしくなってきて止めました。

というのも、そこで交わされている会話のほとんどは、「あの人がどうした」「今度、あそこの部長がどの部署に行く」などの人事の話。重要な話は、タバコ部屋に入り浸らなくても、数日もすれば自分の耳にも入ってきます。常にニュースを見ていなければ、自分が取り残されたような気になることと似ています。

さらに、タバコ部屋は会社にとっては経費の負担増でしかありません。喫煙者が公式に会社から専用の休憩室を与えられ、勤務時間に含まれる休憩時間を与えられています。従業員の健康が利益に直結するはずの会社が、不健康活動に対しておもてなしが必要なのでしょうか？　禁煙者にとっては、実に不思議な現象です。

タバコはメタボになるリスクを高める

8 サプリは気休めにしかならない

「今日は野菜を食べなかったからサプリを取ろう」という方、サプリの表示をよく見てください。「薬品」ではなく「食品」と書いてありませんか？

「薬品」であれば、効果が出るようにつくられなければいけませんが、「食品」であれば、効果がなくても問題ありません。むしろ、「食品」なのに効果が出てしまえば、それは「薬品」という扱いになってしまいます。

つまり、サプリにはほとんど栄養素が入っていないのに、防腐剤や人工香料、合成着色料などの天然栄養素以外のものが入っている確率が高いのです。

これらを毎日取っていたら、かえってカラダに悪いですよね？

これもまた、そもそも論になりますが、サプリメントとは栄養補助食品です。そんなにあなたは栄養が足りていないのでしょうか？

栄養過多だから太ったり、疲労やコンディション不良になったりしている方が現代では多いのです。

仮に百歩も千歩もゆずってあなたが栄養不足だとしても、サプリを受け入れられるほどカラダの中が健康なのでしょうか？ いくら栄養がある食品を摂取してもカラダがきちんと消化、吸収できないような状態であれば、食べても意味がありませんよね？ 楽をしようとしてもカラダにはごまかしが通じないので応えてくれません。足りないのであれば、しっかり質の良い食事から摂取しましょう。

私（上野）もかつて通っていたジムのトレーナーからすすめられ、言われるままにサプリやプロテインを飲んでいましたが、実際は全く効果がありませんでした。膝が痛いからサメの軟骨入りコンドロイチン、トレーニングの前後はアミノ酸、バリン、ロイシン、イソロイシン、ビタミン不足だからビタミン剤……全部で27種類飲み続けました。長いもので1年以上飲み続けたものもあります。

しかしサプリで何か変化があったとしたら、それはサプリではなくクスリです。ですからサプリには〝効果がある〟とは謳えないのです。

本当に質の良いサプリがないわけではありません。しかし、これらは普段の食事で十分まかなえます。ビタミンはサプリからではなく、新鮮な野菜やフルーツから取りましょう。

サプリは「薬品」ではなく「食品」

9 クスリはカラダを治さない

「クスリ」を反対から読むと「リスク」です。

「薬局で売っているものは国の基準を満たしているから大丈夫」、「病院で処方箋を書いてもらったものは安心」と思っていませんか？

頭が痛いとき、頭痛薬を飲む人は多いと思いますが、その分、胃が荒れたり、カラダがだるくなったりと、副作用のリスクも高まるのです。

あなたは頭痛薬を健康なときに飲んだことありますか？　何かカラダに悪そうですよね？　健康なときに飲めないものを、カラダが弱っているときに飲んでも大丈夫なのでしょうか？　**クスリは確かに痛みを和らげてくれます。しかし、その分、カラダのどこかに負担がかかっているのです。**

頭痛薬は痛みを軽減してくれますが、風邪を治してはくれません。よく頭痛薬の注意書きには「眠くなります」と書いてありますよね? そう、寝て治すしかありません。結局、ウイルスを退治するのは、あなたのカラダなのです。

病院でもらう薬だけではなく、市販薬にも注意が必要です。「目が乾燥する人に」とかかれている目薬には、させば一瞬、スーッと爽快感があります。しかし、その一方で、さらに目を乾燥させる成分が入っているので、目薬が手放せなくなってしまうのです。リップクリームも同じで、しっとりするのは数時間だけで、根本的に治してはくれませんし、かえってどんどん乾燥させてしまうのです。なぜなら、中にはステロイドが入っているものもあるからです。

本当に良いものは値段も高いですし、なかなか売れません。それらを探す前に、まずはカラダの乾燥を内側から防ぐことです。そして、最優先で寝ることを考えてください。結局は寝るしかカラダを回復させる方法はないのです。

一番のクスリは睡眠

10 ジムで鍛えてもすぐリバウンドする

テレビをつければ、2カ月でこれだけ痩せた！　腹筋が割れた！　とジムの勧誘CMが流れてきます。たった2カ月我慢しただけで、カラダが激変するのならつい入会したくなりますが、いったい2カ月でいくらかかり、どんなことをやるのでしょう？

大手ジムの例をとると、入会金5万円、週3、4回通える2ヵ月のコースで50万円。それに提携している会社のサプリやプロテインをすすめられます。2ヵ月間、食べる物は鶏のササミとサラダだけ。これでは、カラダをパサパサにしてしまいます。サラダを食べているのに？　と思われるかもしれませんが、サラダで水分は取れても保水力はありません。保水力があるのはフルーツです。しかし、ジムでは食べさせてはもらえません。「果糖は太る」という間違った理由からです。

ジムでは体重を減らすことだけが目標であって、その人の健康状態や未来のことはおかまいなし。だから体重を減らすのにてっとり早い水分を放出するという方法を取るのです。そして、筋肉トレーニングをガンガンやらされますから、2ヵ月後、確かに痩せて腹筋も割れるのですが、これでバンザイというわけにはいきません。ジムを辞めた途端、すぐに元の体に戻ってしまいます。なぜなら、その体型は鶏のササミとサラダだけを食べ、筋肉トレーニングをし続けなければ維持できないからです。これでは、ジムをやめられません。

カラダはカラカラなのに、きついトレーニングを行うので、続けていけばカラダのどこかしらに弊害が出てくるでしょう。それに、2ヵ月仕事をやりくりしてジムに通うのは大変なことなので、ハイパフォーマーであれば、ジムに行く時間をわざわざ確保したくないはずです。それに夜に運動することでカラダは起きてしまい、寝つきも悪くなります。

無理に運動せずとも、好きなものを食べていても、本書の通りやっていれば健康的に痩せていくはずです。これ以上体重を落とさなくてもいい人なら、カラダの中身がきれいに変わっていきますので、ジムに通うよりも、まず生活習慣を見直すことを最初に考えましょう。

もちろん、これまでも身体を動かす習慣があった方や、コミュニティに属することで交流を広げたいなど、ジムに通うことにはさまざまな目的がありま す。ここで言いたいのは、**これまで運動の習慣のない人が運動で痩せようとするのは、原因と結果が一致していないということです。**なぜなら、その人は、運動不足で太ったわけではありませんから。ほかに原因があるのです。

ジムに行かなくても痩せる方法はある

11 スキンケアにいそしむ男性が増えている訳

コンビニや薬局に行けば、化粧水に乳液、クリームなど男性用スキンケア製品がズラリと並んでいる時代になりました。昔よりも乾燥肌の男性が増えているのかもしれません。

乾燥肌の原因は何でしょう？　答えはカラダの中の水分不足です。「水はちゃんと飲んでいるよ」とおっしゃる方、水は上から下に出てきてしまいます。**水は確かにたくさん飲んだ方が良いのですが、保水力はありません。**

乾燥肌の人は、肉や炭水化物など、水分の少ない食べ物を多く食べていませんか？　塩分、アルコール、カフェインもカラダの中の水分を奪ってしまいます。乾燥肌の方によく聞いてみると、1日コーヒーを5、6杯、夜はビールも2杯は飲むというのです。乾燥肌に悩む人の多くは、カラダの中がカラカラなのです。コーヒーやアルコールだけが原因とはいえませんが、控えめにすることで違ってくるはずです。

しつこいかもしれませんが、保水力があるものはフルーツです。大事なことは、1日の食事をトータルで考えたときに、水分のあるものだけで80％以上を占めているかどうかです。その水分とは新鮮なフルーツや野菜のことです。味噌汁やスープ、コーヒーやお茶は水分ではなく、ただの液体と考えてください。

もし、どうしても外側からもケアしたいのであれば、少々値段は張りますが、オーガニック系の化粧品や良質のオリーブオイルを使いましょう。

カラダの水分量は年齢によって変わります。ちなみに、体水分量平均値は、男性65％、女性60％で、子供80％、成人60％、老人50％以下だそうです。

乾燥肌の原因は、カラダの中の水分不足

column

仕事中に呼吸が止まっていませんか？

仕事に熱心なのはいいのですが、ハッと気がつくと、肩に力を入れたまま、仕事をしていませんか？

肩に力が入っているということは、呼吸が浅くなっているからです。呼吸が浅くなっているということは、姿勢が悪くなっているから。しかし、良い姿勢を維持するのは習慣化していないと長く続きませんよね。長く続かないから、また段々と前のめりに体を丸めて仕事をする。その繰り返しが肩こりや腰痛の原因になります。整体に駆け込む前に、普段の姿勢を意識してみてください。

ちなみに、姿勢と呼吸には密接な関係があります。姿勢が悪いと呼吸が浅く、呼吸が浅いと姿勢が悪い。そして姿勢が悪く呼吸が浅いと、頭の回転が鈍ったり、ネガティブな感情になります。

姿勢の良いうつ病の患者さんは、あまり見かけませんよね？うつ病の人の姿勢が良くなれば、呼吸も深くなって思考もポジティブに変わることでしょう。

では、どうすればいいか？特に息を細く長く強く吐くことを意識してみてください。唇をすぼめてゆっくり吐いてみてください。そして、吸うときは鼻からゆっくり吸います。ほら、心が落ち着くことを実感できると思います。

パフォーマンスを上げたければ、呼吸と姿勢をできる限り意識することです。「代謝が上がってダイエット効果も？」なんてそんな一時的な効果は求めないでください。そんなことより、姿勢を良くして深い呼吸をすることでコンディションが上がることを体感してください。

呼吸を意識するだけで、血流も良くなり、その結果、疲れにくくなり、夕方になってもパフォーマンスは低下しなくなりますよ。

第5章

ハイパフォーマーには、7つの特徴があった

第1章～3章まではコンディショニングのノウハウ、第4章ではコンディショニングにまつわる習慣化のコツをお届けしました。

どれも、仕事のパフォーマンスをより高い状態にするためのとっておきの情報ばかりです。過去の私（俣野）のように、目からウロコが落ちたという人もいらっしゃるでしょうし、いまだに信じ難いという人もいるかもしれません。

しかし、ご安心ください。カラダのつくりに個人差はあっても、カラダにとって正しいことは人類共通です。ぜひ、本書の内容を試してみてください。

さて、この第5章では、「ハイパフォーマー」と呼ばれる人たちのマインドに共通する7つの特徴をまとめました。

本書でいう「ハイパフォーマー」とは、自らプロフェッショナルとして結果を出し続け、それを周囲からも評価されている人のことを指しています。

ベストコンディションを手に入れたあなたが、いよいよ自分の道でプロフェッショナルとして認められるための心構えです。今より一段上の高みを目指すあなたの転ばぬ先の杖となることを願っています。

1 ハイパフォーマーは、ベストな状態を自らいつでもつくり出せる

明日、この1年を占うような大事な商談があっても、あなたは飲み会に誘われたら夜中までハシゴしますか？　おそらくほとんどの人はノーでしょう。けれども、その日一日だけ飲みに行くのをやめたとしても、普段からコンディションが悪ければ、よく寝つけなかったり、だるかったりと、最大限の力を発揮できません。

それでも人は、調子が悪いと「今日は運が悪かった」と思うのです。けれども、コンディションは「運」ではなく、普段からの「習慣」の賜物なのです。

どんなときでも、ここぞというときに、ハイパフォーマンスモードに持っていけるよう、安定したコンディションでいることがビジネスマンには必要なのです。

ビジネスマンとアスリートはとてもよく似ています。どんなにスキルが高くても、その日のコンディションが悪ければ、実力を発揮できません。

スキルを伸ばすためにも、常に良いコンディションでいる必要があります。よく、スキルや能力には限界があるといわれます。けれども本当に限界があるのでしょうか？

「どうも調子が悪い」と思っている人は、「無理をしないで適当なところで切り上げよう」と考えてしまいますが、「今日も絶好調」の人は、「思い切って、これをやってみよう」とチャレンジする闘志も湧いてくるでしょう。

コンディションを上げたら確実にスキルも伸びてきます。ビジネスマンに練習日はありません。毎日が真剣勝負の試合なのです。100万円の商談が練習で、1億円の商談が本番ではありません。どちらも大切な商談で、100万円がいつか1億円の商談に結びついてくるかもしれないのです。

ビジネスマンには、常に良い状態で試合に望む〝ビジネスアスリート〟でいることの意識が必要です。

チャンスの女神には後ろ髪はないとよくいわれますが、なかなかチャンスを手にできない人にとってのチャンスは、常に「ここ一番」です。ここ一番がどこに来るかが選べない以上、いつでもスイッチを入れておく必要があります。

ハイパフォーマーは、コンディションに常に意識を向けていくことで、ここ一番が日常的になっています。

一流は、アスリートのように仕事に臨む

2 ハイパフォーマーは、自分の常識が変わることを恐れない

ハイパフォーマーはよく、「今のところは、こう思っているんだ」「現時点ではこれがベストかな」という言葉を使います。つまり、今の自分の考え方が完成形だと考えてはいません。

人は、世の中に溢れている情報の99・9パーセントには興味を持たずに生きているといわれています。それくらい、あなたが興味のあるものは限られているのです。そう考えると、いくら「好奇心を持つ」とか「視野を広げる」ことを頭に置いていても、ただ自然な流れに身を任せているだけでは、知識が広がっていかないということがわかるでしょう。

世の中には「素直になれ」という教えがあります。これはたしかにとても尊い教えなのですが、自分のこだわりに対しての素直さではなく、他人を受け入

れることに対しての素直さのほうが、自己ベストを更新するという意味においては、よほど重要となってきます。

しかし、人は自分が信じていた今までの常識を否定されれば、いい気分はしないものですし、新しい情報を耳にすれば、変わるのを恐れ、今までの情報に固執したくなります。けれども拒絶する前に、他人の常識や情報を一度、受け入れてみましょう。

成長とは変化です。変化するから今までの自分とは違う場所にいけるわけです。そのために必要なのが、異質を受け入れること。**新しい常識を受け入れられる余地がある人なら、まだまだ成長ができるのです。**成長したり、自己ベストを更新する楽しさはマラソンなどのスポーツと似ているかもしれません。

そして、一度信頼した人の言うことには最後まで耳を傾けてみましょう。「変わる」ということは今までの常識を取り除き、新しい考え方を受け入れることなのですから。

例えば、28歳で10社の会社オーナーとなったある人は、家でダラダラすることを避けるためにテレビとソファを捨てました。さらに、集中力が途切れることを避けるために、オフィスでは適当な高さのブックスタンドを利用して立ったままでパソコンを使うそうです。

誰しも、今まで自分が信じて疑わなかったことを否定されることは、ある意味つらいものです。しかし、「今の考えに固執することなく、新しい考え方や常識を取り入れることでしか新しい自分に生まれ変わることはできない」という確信をもって、そこを意識することです。

新しい常識が目の前に現れたとき、偶然だと思うのではなく、必然だと考えます。そこに意味を見出せるのが、高次元のパフォーマンスを上げ続けるための条件なのです。

一流は、自己ベストを常に更新しようとする

3 ハイパフォーマーは、自分でコントロールできることだけに集中する

「上司とうまくいかない」と悩んでいる人も多いでしょう。会社勤めである以上、上司は選べません。これにストレスを感じるのは、天気と同じように〝自分の力ではどうにもならないもの〟だからです。言い換えれば、ストレスの原因は自分でコントロールできないことにあるということです。

そんなときは、自分でコントロールできるものとできないものを分けて、できるものに集中していきましょう。

例えば、天気と上司はコントロールできないけれど、与えられた仕事や自分の健康は自分自身でコントロールできます。「上司が嫌だから、仕事も熱が入らない」という気持ちになってしまってはもったいない。

あなたの仕事の仕入先が上司なのです。ただそれだけのことです。「上司は

嫌いなのは変えられないが、仕事は一生懸命」という意識でいた方が、仕事は楽しくストレスも少ないのです。

例えば、ダイエット中にどうしても抜けられない部の飲み会や接待がある場合、後ろめたい気持ちになる人もいるでしょう。けれどもそこは、「思いっきり楽しんで来てください」と私は言います。

日本のビジネス社会は、アルコールを伴うお付き合いで成り立っているところもあります。そこを外して、コンディショニングは良いが仕事は成立しないというのでは本末転倒です。それに、その場にいるのにシラケた顔をしているのは、まわりにも悪影響を及ぼしてしまいます。

ではどうしたら良いかというと、コンディショニングは3日で1日という捉え方をしてみてください。飲み会に出席したとしても、例えば、その日のランチや前後の日程すべてが他人によって支配されるわけではありません。

今、もし行き詰まっている人がいたら、ノートに、自分でコントロールできるもの、できないものを書き出してみましょう。今の自分自身の判断軸で結構です。

どうでしたか？　勤めている会社や家族構成により、人それぞれ違いますが、コントロールできないものが意外と少なくて、思ったよりもコントロールできるものの方が多いはずです。それに気がつけば、気持ちも楽になるでしょう。

そして、まずはコントロールできると思うものについて集中しましょう。

ハイパフォーマーは、この「自分でコントロールできないもの」と定義したものの中でも、今よりも自分でコントロールできることはないかを探す視点を忘れません。こうして、コントロールできないものをコントロールできるものに変えていくのです。

一流は、仕事とカラダをコントロールしている

4 ハイパフォーマーは、最高地点ではなく生涯価値で考えている

イソップ童話の「ガチョウと黄金の卵」の話を知っていますか？　農夫の飼っているガチョウが毎日、1個ずつ黄金の卵を産むのですが、欲張った農夫は一度に卵が欲しくなり、ガチョウのお腹を開けてしまいます。しかし、お腹の中に卵はなく、ガチョウも死んでしまうという寓話です。

もし、あなたが今、ニワトリを飼ったとしたら、どうしますか？　毎日、ニワトリが産む卵を食べるのを楽しみにするか、それとも、肉として食べてしまうか？　卵はずっと採れるけれど、肉は一度きり。「肉が好きだから肉」ととっさに選ぶ人は、その瞬間、おいしいものに価値を見出す「瞬間価値」の人です。

けれども、ハイパフォーマンスの人は、どちらが生涯に渡って価値があるの

か、日々、考えながら生きています。それを「生涯価値」と呼びます。

「生涯価値」を考えたとき、どうしても今、肉が必要であればそれでもいい。食べてしまえば終わりですが、そのとき食べたことで将来につながっていくのであれば、その選択でもいいのです。けれども、肉か卵か、どちらが自分にとって長い目で見て価値があるかどうか、「生涯価値」の基準で一度、考えてみることが大事なのです。

常に「生涯価値」を頭に入れて生活することで、今、この食品や飲み物、また人との関係や仕事のやり方など、何を選択するか自然とわかってきます。

日本人の平均寿命はどんどん伸び、いまや80歳を越えました。しかし、病気にならず日常生活に制限なく健常者として生活できる「健康寿命」はどうでしょうか？

平均寿命と健康寿命の差は、厚生労働省の平成28年データによると、男性8・84年、女性12・35年となっています。この〝ギャップ〟は、家族や施設、あるいは、医療機関などのお世話になって生きながらえているのです。世界一の長寿国といわれる日本ですが、10年近くも寝たきりになるというのは悲しいことです。

健康寿命のギャップを埋めるのが、日々の選択です。刹那的に食べるのではなく、長い目で選択していく。しっかり長く健康に働くためにも、生涯価値で考える習慣をつけましょう。

ハイパフォーマーは、今この一瞬に妥協はしませんし、さらにそれをいかに継続させるかということを考えています。いかに太く、いかに長くということを両立させながら自分の価値を追求しているのです。コンディショニングはそれを持続するための武器となります。

一流は、健康寿命をコントロールしている

5 ハイパフォーマーは、残業より働く時間の密度を上げる

残業をしていると、仕事をたくさんしている気分になるかもしれません。けれども、ハイパフォーマーの人で、「ダラダラと長い時間働きたい」という人はいないでしょう。

彼らは、いかに効率良く働くかを考えています。今の時代、残業して残業代を稼ごうとすると、真っ先にリストラ候補になってしまいます。

1日8時間働いて、さらに残業を2時間している人が、1日の同じ仕事量を残業ナシの1日8時間以内で効率良くおさめられるようになったら、働く時間の密度が上がるわけですから、本来であれば、その人の時給は上がることになります。

「同じ時間で、これだけの仕事をこなしている。だからその分、他の人よりも

基本給を上げてください」というアピールが会社にできるでしょう。

もし、残念ながら、給料が上がらなかったとしても、2時間、自分の時間が増えたわけです。では、その時間で何をするか？「残業がなくなったから飲みに行こうぜ」ということだけではもったいない。スキルアップや企画作りなど、その時間を未来のために使ってみてはいかがでしょう？ 緊急度が高い仕事だけが仕事ではありません。2時間余裕ができたのですから、緊急度が低い仕事は、焦らずにじっくり取り組むことができるはずです。

グーグルでは、就業時間の20パーセントは定常業務以外のことに使うことがルールとなっているというのは有名な話です。遊んでいてもいいし、仕事と関係のないことを調べてもいい。そうした余裕が、新しい発想を生み、仕事に生きてくるからです。

いつも余裕なく、残業している人には、他の仕事はまわってきませんが、仕事が早く、時間に余裕がある人には、上司が仕事を頼みやすくなり、おもしろい仕事を振ってもらえるかもしれません。**新しいチャンスは余裕のあるところにやってきます。**

そうやって実績を積み重ねていけば、同期よりも早く昇進のチャンスも巡ってくるでしょう。また、今の会社よりもずっと待遇のいい会社からヘッドハンティングの声がかかるかもしれません。時間の密度を上げていくことは、自分の将来と直結しているのです。

コンディションを良くしていくことで、時間密度が濃くなります。時間密度が濃くなることで、同じことをやっていても余裕が生まれます。余裕ができることで自分からチャンスを見つける割合も増えますし、他人も何かをお願いしたくなるのです。

一流は、常に余裕があるためチャンスをつかみやすい

6 ハイパフォーマーは、2段ロケット方式でキャリアを積む

会社に入ったら「2段ロケット方式」で仕事をしてください。

2段ロケット？　と首を傾げる読者もいるでしょう。まず1段目は新入社員のとき。誰もが同じスタートです。この会社でやっていけるか、不安を抱えた新入社員は、同僚と群れようとします。会社でもグループをつくり、退社後は赤提灯で一杯。同期と一緒にいれば、なんだかホッとできますよね。

しかし、そのグループは「みんな同じで安心」という烏合の衆でしかありません。同期たちが、飲み屋で会社の噂話をしている時間に、あなたは、一人違うレールに乗り仕事に邁進していたら……宇宙まで勢いよく飛んでいくロケットのように、他の人よりも結果が出やすいはずです。

本当に仕事ができる人というのは、群れることを恐れ、孤独であることに安

心するのです。1人の時間を利用して、本を読んだりセミナーに行ったり、新しい仕事の企画を考えましょう。

時には自分の考えを受け入れてもらうために、会議室で机をバンバン叩くような修羅場もあるかもしれません。その結果、企画が通り仕事で結果を出しても、異色の目で見られ、ねたみや敵意、やっかみを受ける可能性もあります。

しかし、同期よりも早く出世し、自分の部署を持ち、ある程度、自信がついたころ、それはあなたが大気圏を抜けたとき。敵ばかりだった〝1段目ロケット〟を切り離し、今度は敵を増やさない努力をしなければならなくなります。

なぜならば、今度は同期だけがライバルではありません。今まで談笑していた上司がライバルとなるのです。自分と肩を並べ、もしかしたら自分を追い抜くかもしれないと、上司はあなたに脅威を感じているはずです。

あれだけ目をかけて、かわいがってくれた上司なのに、自分が出世したとたん、手のひらを返したように冷たくなるなんてことも、大企業の中ではよくあることです。

大企業では、若いころは横からだけ飛んできていた槍が、出世すれば上からも下からも飛んできます。戦えるのは横からのときだけ。出世して、全方向から飛んでくる槍とすべて戦っていたら、それだけで消耗してしまいます。

1段ロケットを切り離したら、社内での無用な戦いに時間を費やすより、仕事に邁進するために、槍を上手にかわしながら、誰が味方か見極め、着々と味方を増やしていくといいでしょう。

ハイパフォーマーは無用な敵を増やしません。大切なのは、1段目のロケットでは敵をつくることを恐れずにチャレンジする。そして、2段目のロケットでは、敵対関係になりそうな相手とは邪魔されない適度な距離まで身を離し、職場環境のコンディションを保っていくことです。

一流は、敵をつくることを恐れない

7 ハイパフォーマーは、世の中の常識を鵜呑みにしない

世間でいわれている常識や、コマーシャルで流れている商品情報、コメンテーターの発言などは、一度疑ってみることが大事です。

テレビなどのメディアは、スポンサーの悪口は言いません。たとえ健康食品が怪しいものであっても、お金を出してくれるスポンサーの批判はできませんよね。例えばヨーグルトはダメ、サプリはダメと言っているテレビ局は今のところ、見当たりませんよね。正直に語るコメンテーターは、最初から出演させないのです。

テレビだけではありません。お医者さんや栄養士さんの言っていることが正しいかというと、そうとは限りません。医学界、薬学界、栄養学界などには国がバックについています。本当は危ない食品でも、日本の農業や食品業界を発

展させるために、危険だとわかっていても情報を出さない可能性もあります。

病院や大学などは、国から補助金をもらって経営しているところも多いですから、わかっていても、「この食品はダメ」とは、声を大きくして言えないこともあるでしょう。

そう考えると、私たちが読んできた教科書も、国の税金が投入されているわけですから、疑わないわけにはいきません。**今まで学んできたことがすべて正しいかどうか、考えてみる必要があります。**バイアスだけではなく、科学の進歩によって、今までの常識が間違っていたことが判明することもあるからです。


私たちがそれぞれ持っている常識は、古い知識であったり、耳障りのよい情報だけかもしれません。さまざまなバイアスがかかっていないかどうかを見極めましょう。

ハイパフォーマーは、情報収集力にも長けていますが、それ以上にその情報の出所を気にします。その情報には、どの程度のバイアスがかかっているのかを見極めてから情報の価値を判断します。バイアスがかかっているから何も信じられないということではなく、バイアスがあったって構わないと考えています。

一流は、情報より情報の出所を気にする

おわりに

ようやくたどり着いた本当のダイエット方法。

これは、今まで信じてやってきた世のダイエット方法が間違っていることに気付き、それを完全に否定してみたことから始まりました。

世のダイエット方法は「痩せる」ことが目標であり、仮にその目標を達成しても、体調不良になったり、体の不調の改善はできないままだったりします。

また「栄養が足りないから足す」ことが常識となっていますが、今の日本人で栄養不足で病気になる人は少なく、逆に栄養過多で病気になる人がほとんどであるという事実から、痩せることより、健康でいることの大切さに気付きました。

その中で、ダイエットはコンディショニングの一部にすぎないということを悟った私は、本当のコンディショニングのあり方を研究し続けました。そして自分が心も体も健康になったときに、このプログラムを世に伝えたい！と思い、人生をかけて独立したのです。

実は、起業して3年くらいは、ダイエットのビフォーアフター企画で、テレビや雑誌のモニターを預かって管理指導をしていた時期があります。

しかし、そのやり方では健康の大切さを広められないと思い、当時売上の8割であったそれらの依頼をすべて断ることにしました。

「どうやったら健康が文化になるのか？」と自問自答し続けた結果、正しい健康の知識を広めるセミナーを開催することにしました。

しかし、これもまた次の壁に打ち当たります。セミナーだけでは、同じことを伝えても成果にムラが出てしまう。そのもどかしさに頭を悩ませました。そこでたどり着いたのがダイエットアカデミーです。

アカデミーでは、一人ひとりと日々向き合えるので劇的な成果が出ています。大切なことはいつもベストコンディションであること。だから、いつでもハイパフォーマンスとなる。

本書ではそこで育んだエッセンスをお伝えすることができました。このようなチャンスを与えてくれた関係者に深く感謝するとともに、この本を読んでくださったあなたがハイパフォーマーになることを願っています。

健康であることが、当たり前の世界になりますように。

上野啓樹

読者のみなさまへ特別のプレゼント

プレゼントその1　　特別対談動画（約10分間）

著者（上野啓樹×俣野成敏）対談動画

著者の2人が対談をしている動画です。
本書の価値をより深く理解いただけます。

プレゼントその2　　特別書き下ろしPDF

コンディションが上がる
9つの行動チェックリスト

あなたの行動をチェックするためのポイントをまとめました。
手軽にあなたのコンディションを上げるための確認ができます。

プレゼントその3　　特別書き下ろしPDF

ダイエットアカデミー卒業生の食事メニュー

具体的な食事メニュー例を写真でご紹介!
フルーツ編／サラダ編／外食編

プレゼントその4　　幻の原稿PDF

ページ数の関係で、本書には書ききれなかった幻の原稿を進呈します。あなたのパフォーマンスをさらに引き上げる一助にしてください。

いますぐ下記のURLにアクセスし、
この4つのプレゼントをまとめて受け取ってください!
http://www.matano.asia/performance/

本書は2014年11月にクロスメディア・パブリッシングから刊行された同名書を文庫化したものです。

日経ビジネス人文庫

一流《いちりゅう》の人《ひと》はなぜそこまで、
コンディションにこだわるのか?

2020年1月6日 第1刷発行

著者
上野啓樹《うえの・けいじゅ》
俣野成敏《またの・なるとし》

発行者
金子 豊

発行所
日本経済新聞出版社
東京都千代田区大手町1-3-7 〒100-8066
https://www.nikkeibook.com/

ブックデザイン
鈴木成一デザイン室

本文DTP
マーリンクレイン

印刷・製本
中央精版印刷

Printed in Japan ISBN978-4-532-19965-4